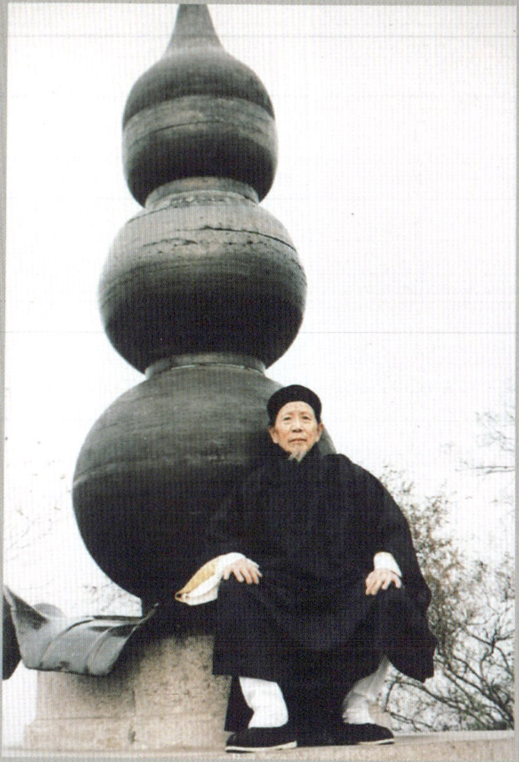

全真教龙门派武当纯阳门第22代传人、百岁道长刘理航宗师

武当纯阳门第23代传人、百岁道长刘理航宗师亲传弟子岳武

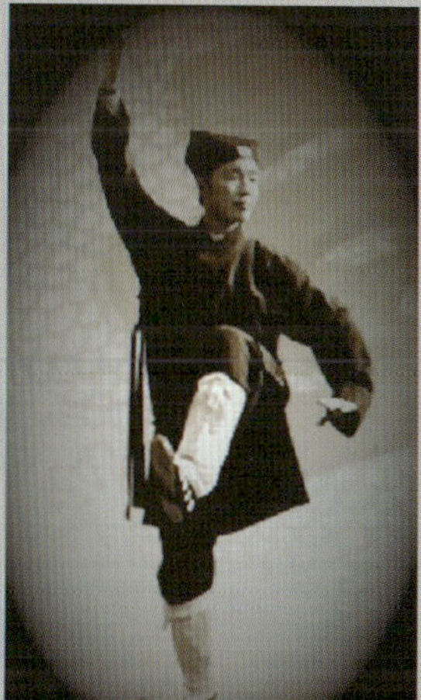

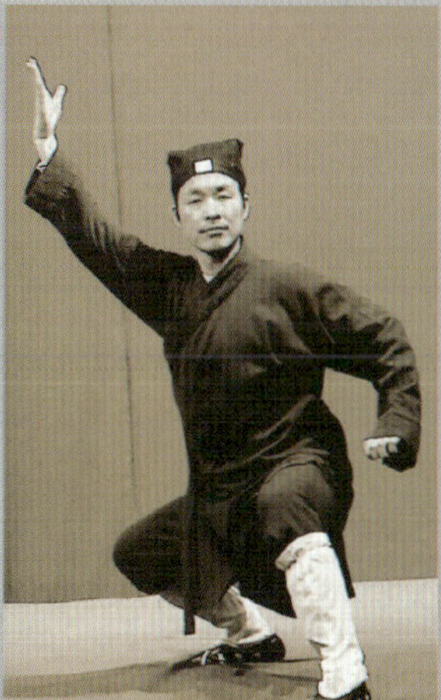

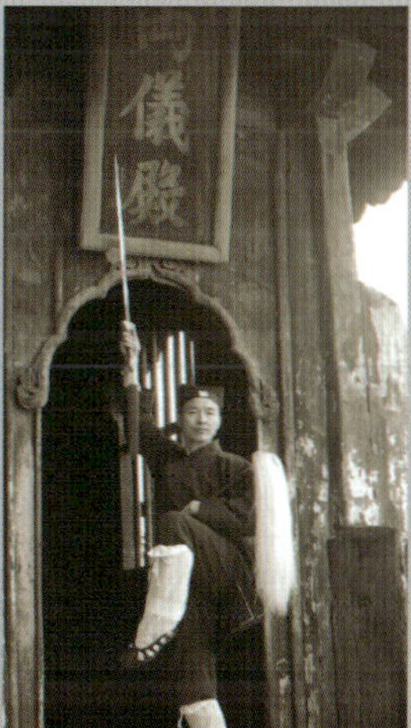

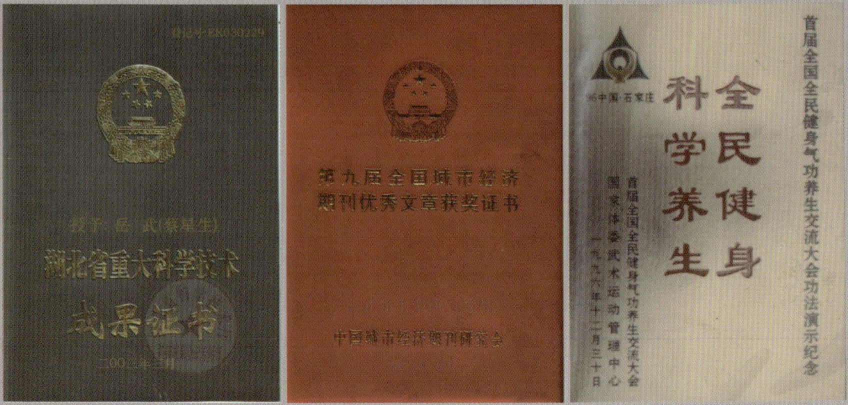

武当纯阳门部分武术、养生科研成果及证书

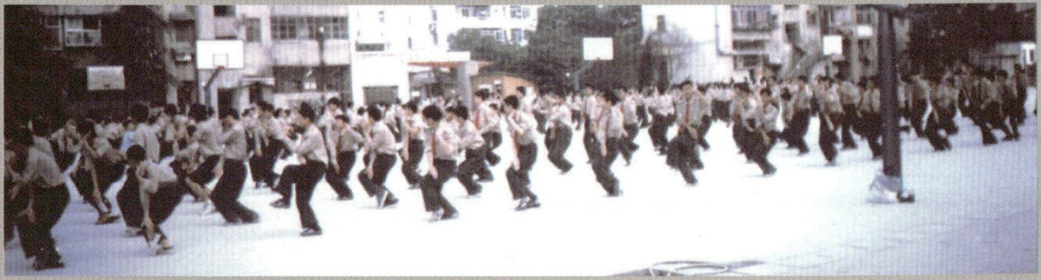

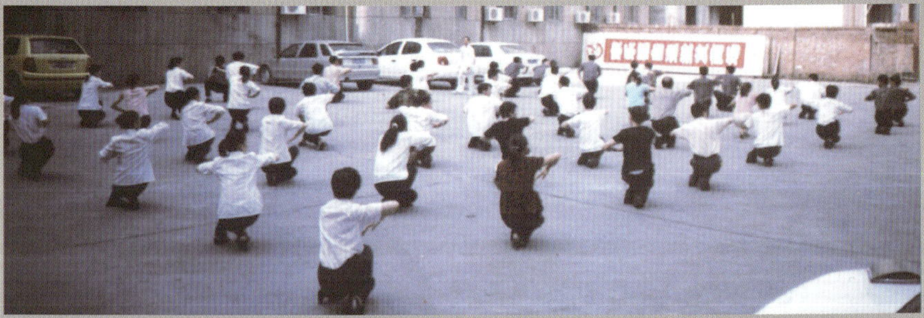

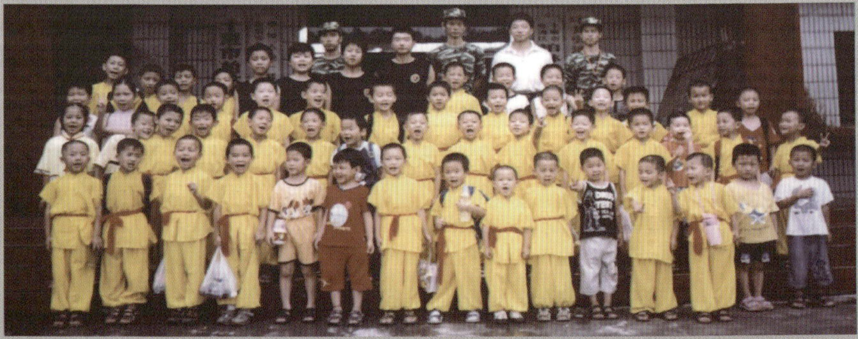

武当纯阳门桃李满天

百岁道长·武当宗师刘理航题词

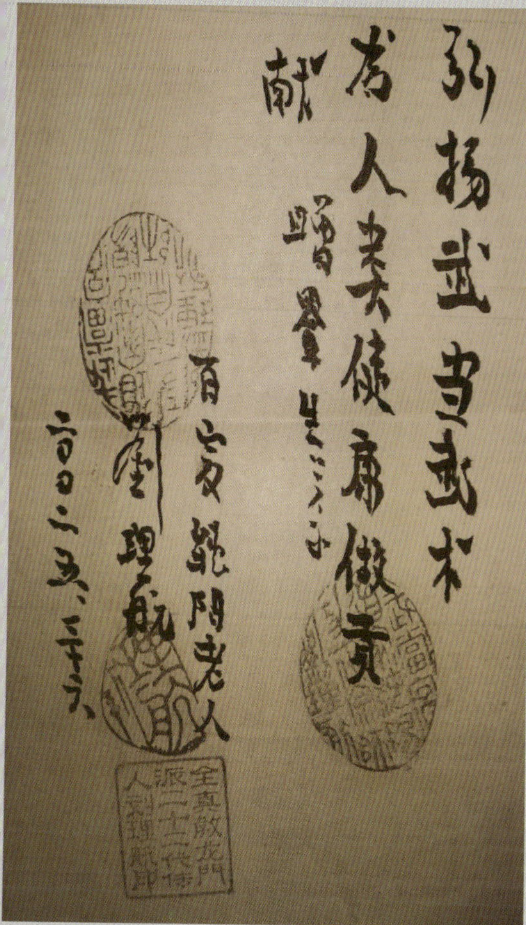

当代“武术百科”陈宗焱题词

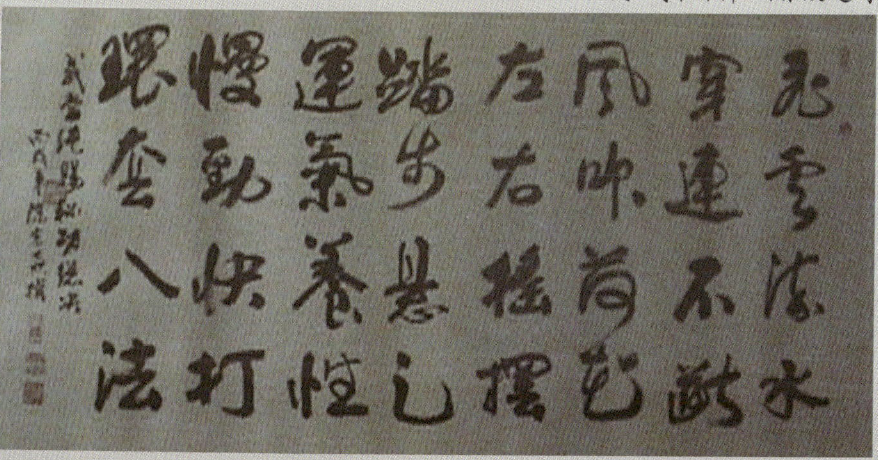

（武当·岳武 演示）

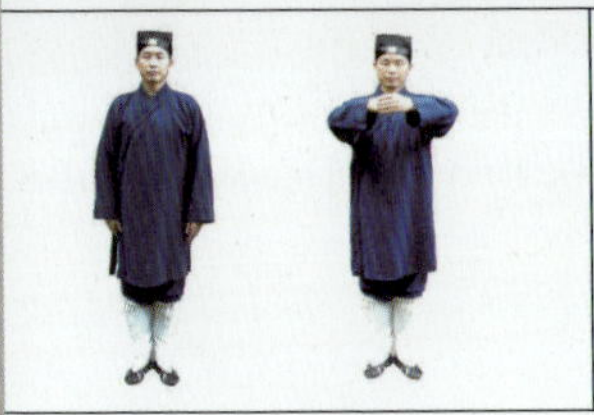

敬作揖礼

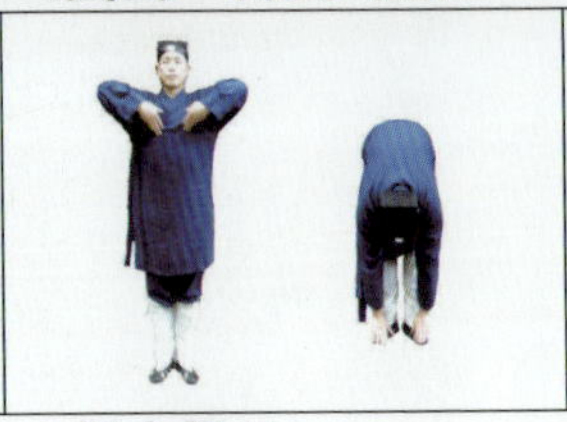

朝山望月

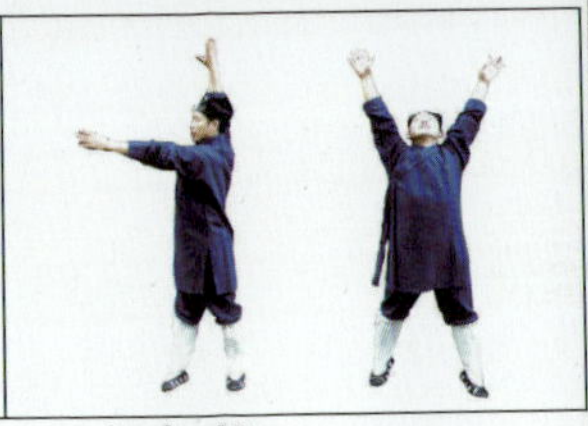

风摆杨柳

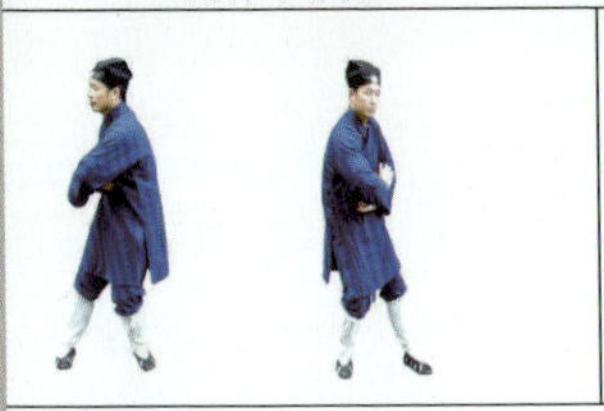

渔翁摇橹

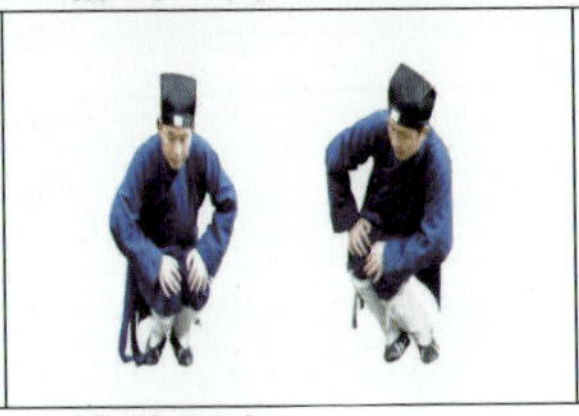

搂膝圆归

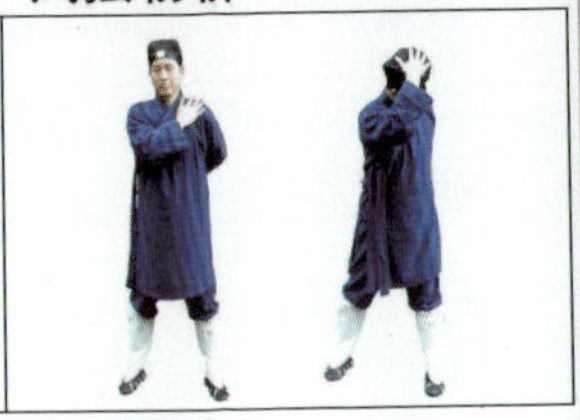

七星排打

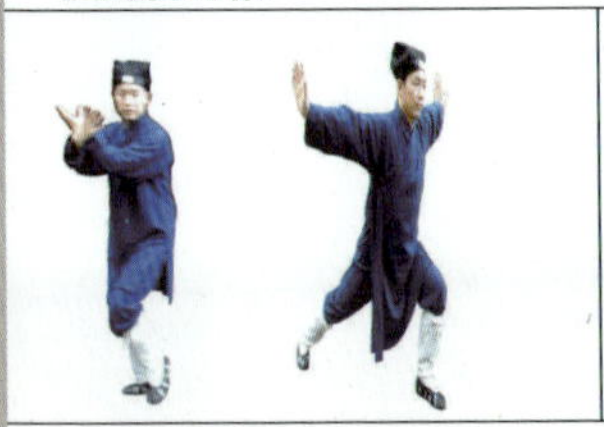

开胸破槽

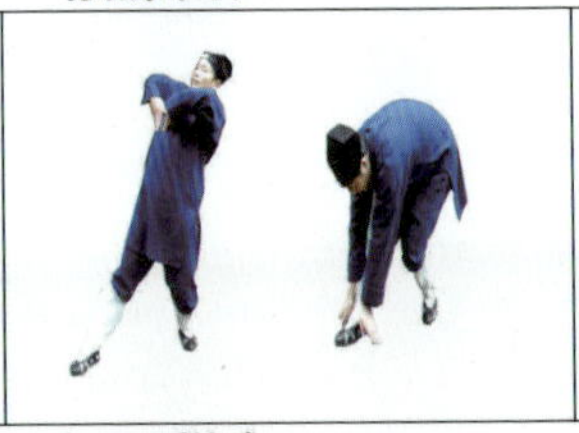

沉已搓衣

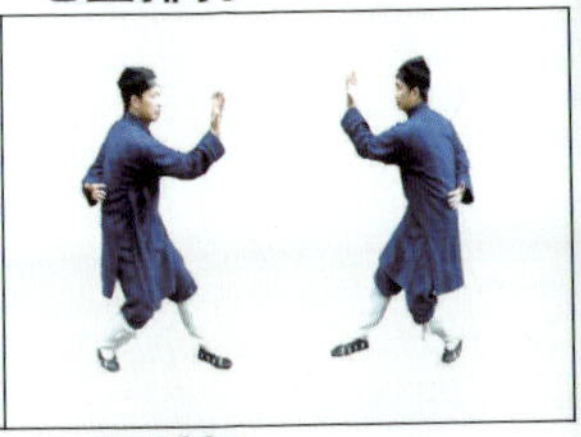

阴阳别翅

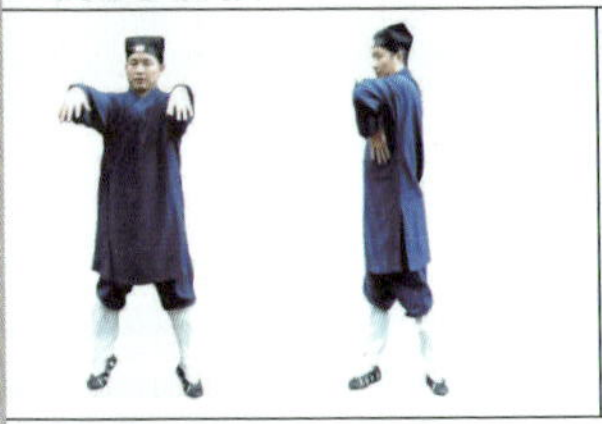

坐马三颠

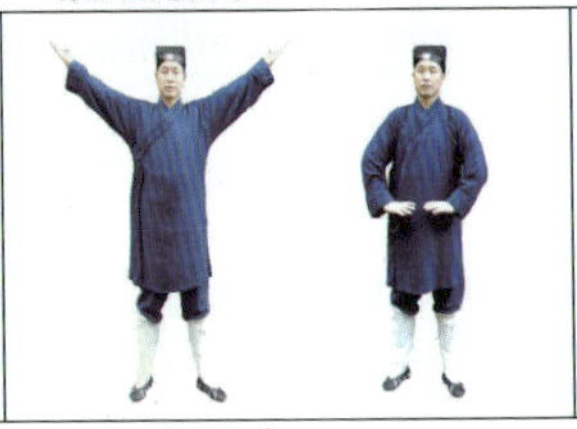

金盆浴身

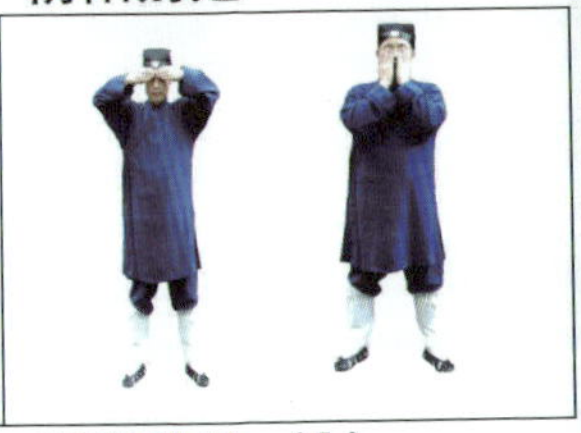

狸猫洗脸（1）

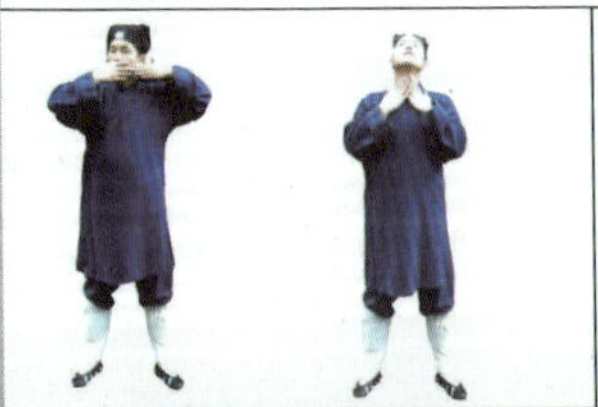

狸猫洗脸（2）

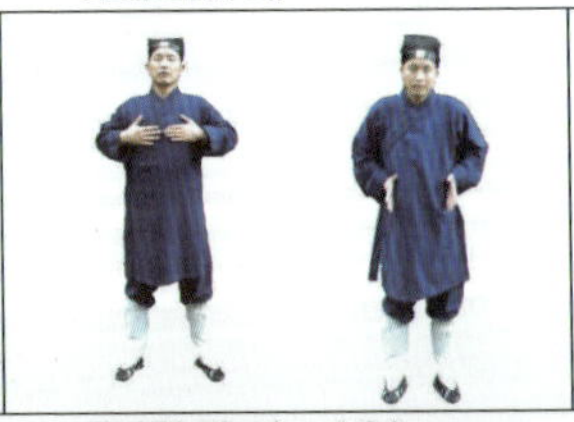

狸猫洗脸（3）

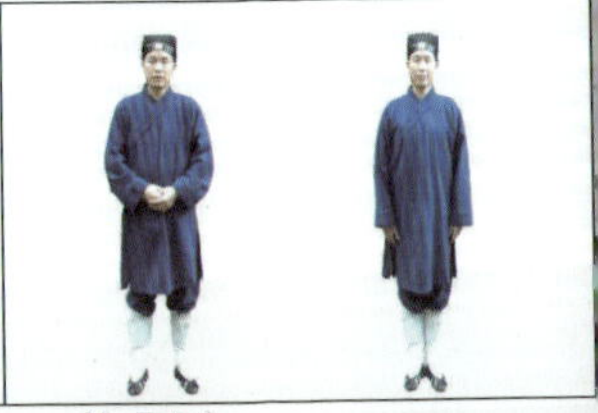

抱圆守一

武当九式吐纳养生法图谱

武当九式吐纳养生法

刘理航　传授
岳　武　著

人民体育出版社

图书在版编目（CIP）数据

武当九式吐纳养生法 / 刘理航传授；岳武著. -- 北京：人民体育出版社, 2021 (2025.2重印)
ISBN 978-7-5009-4039-5

Ⅰ. ①武… Ⅱ. ①刘… ②岳… Ⅲ. ①气功－养生(中医) Ⅳ. ①R214

中国国家版本馆CIP数据核字(2023)第055222号

*

人民体育出版社出版发行
三河兴达印务有限公司印刷
新　华　书　店　经　销

*

850×1168　32开本　6.5印张　145千字
2011年10月第1版　　2025年2月第10次印刷
印数：21,501—23,500册

*

ISBN 978-7-5009-4039-5
定价：40.00元

社址：北京市东城区体育馆路8号（天坛公园东门）
电话：67151482（发行部）　　邮编：100061
传真：67151483　　邮购：67118491
网址：www.psphpress.com
（购买本社图书，如遇有缺损页可与邮购部联系）

内容提要

武当九式吐纳养生法又名武当九式吐纳秘功或武当道传不老青松功，相传由武当丹道养生祖师吕洞宾（号纯阳子）所遗留，千百年来一直在武当道内秘传口授，依武当道内沿传之规矩，至今已经辈列第23代。此套功法是武当纯阳门系列功法之一，是修真悟道，延年益寿的必经法门。

比较世面上流行的锻炼方法中稀有此法，专门的吐纳养生功法更是罕见，属武当道传养生秘宝。

这套功法的最大特色在于通过各种不同的呼吸吐纳方式，促进肢体的不同部位配合运动。以内动（五脏的蠕动）带动外动（肢体运动），与世俗锻炼中的肢体运动“配合呼吸”方法刚好相反，具有独到的养生祛病功用。

一般追求养生健体的学员，长期习练，起到自觉调理身体，填补阴阳，达到强身壮体和防止疾病的特殊功效。

此套功法分定势分组练习和活步分组练习两种。定势以动作名称为准；活步以走行四门为自然调整。其他仍以定势分组练习为准。一般推广定势分组练习。

溯源探究此功法在道内传承体系中的地位，此套功法列属武当纯阳门，系武当纯阳门修真引气导引之秘术，属纯阳门武功进入中、高级阶段的总功。通过习练后，再学习纯阳门大功（金丹铁布衫）、金丹地卧功等阳刚之法，就要容易许多，也为最终进入武功高级阶段——五行桩、子午静、云床高卧功法奠定坚实的基础。

序

武当养生，天下一绝。据不完全统计，武当养生功法不下百种，这套《武当九式吐纳养生法》，就是武当养生中的上乘功法。这套功法，秉承武当道教养生延年益寿之要旨，熔武当丹道养生、性命双修、奇功秘法于一炉，深入浅出，通俗易懂，学习方便，功效显著。凡是习练此功者，无不交口称赞。

《武当九式吐纳养生法》的整编者岳武先生，俗名蔡星生，为武当全真教龙门派纯阳门一代宗师刘理航的亲传弟子、道内秘传自然神打衣钵传人和武当三天门五形养生内功传人。现任中国·武当武术联合会会长、武当拳法研究会常务副会长、武当养生研究会副会长、十堰市武术协会副主席、十堰市武当武术协会副主席。系道教圣地武当山中一位蜚声海内外的武当派功夫理论与实践集大成的学者型专家、武当武术非物质文化遗产传承人，被武林界誉为“武当儒侠”。他历时3年，精心整编的这套功法，以呼吸吐纳为主要方法，配套有自然开合、吞吐、吸闭、屈伸等动作，有独到的养生医疗保健价值，已经引起了中国医学界、气功界、武术界专业人士的高度重视。

科学研究表明，人的寿命在150岁左右。以往实际只有极其少数人能够达到这个年龄，绝大多数人能够达到一半就不错了，能够达到百岁就更不容易了，有不少人甚至达到三分之一就撒手西去，被惋惜地称为“英年早逝”。究其原因，除了外在的原因（外因），主要是内在的原因（内因）。内因方面，养生可以说占的比重很大。俗话说："养生不养生，相差三十春。"意思是，养生的人可以多活30岁，不养生的人则少活30岁。因此自古以来，中国人就十分重视养生，而且逐渐形成了一种养生文化。这种文化从春秋时期发端，到如今已有近三千年的历史了。武当道教养生文化博大精深，主要分为心养、食养、功养、乐养、药养，其中功养占据重要地位。随着社会的发展，人们的物质生活和精神生活不断提高，追求健康长寿逐渐形成了潮流。这套《武当九式吐纳养生法》的出版发行，为人们延年益寿又带来了福音。这也是岳武先生对人类健康长寿的一大贡献，值此出版之际，笔者特致以衷心祝贺。以上是为序。

《武当拳之研究》课题组专家、十堰市武当拳法研究会会长

欧阳学忠

2009年12月于武当山下

前　言

按照武当武功流派“六耳不传道”“言祖不言师”的传统传承习惯，多年来笔者奔走庙观，隐于市井，对早年高道隐真所教习的千年内功秘技，勤练不辍，更有体悟，并做笔记，不敢有丝毫懈怠。

回头想想，武当内功血脉笔者得以沿传，并非自己天生道骨，也非地造聪明，关键在人。掩卷细思，列 12 字以互勉，那就是：满腔热忱；持之以恒；勤于体悟。

天下所有事情要想做好，首要热情。你对所做的事情根本没有兴趣，注定了那是一条不归之路，就算是有幸遇上，也是与自己缘多分少，最终不了了之，无所作为。习武练功这样，许多事情都是一个理儿。其次是坚持。热情是开端，是做事的序曲，是做事的好兆头，但不是做事的根本。做事的根本在于持之以恒。没有毅力，最终什么事儿都干不成。纵然是美梦也难于成真。其三要勤思。有道是“学而不思则罔”。没有体悟，不会有大成。代代相传的武功秘技，精髓在于其内涵博大，思想精深。不勤思多悟，仅为机械模仿而已，得其形，而神已尽失。若此，再好的武功必然失去昔日的风采，最终在历史的长河中，日渐没落，直至被后人忽略乃至遗弃。

30 多年来之所以未敢动笔著书，只是一直在做一件事情，那就是让所学武当内功绝技由己及人，期望推而广之，造福世界和平与人类健康。多年逝去，弹指一挥间，武当山已经由过去的荒山野岭，变成了世人瞩目的世界物质文化遗产圣地。武当武功所独具的养生、修身、健身、防卫价值，逐渐为世人所认同并重视，作为成长、生活在武当山下的武当武功非物质文化遗产项目传承人，有责任也有义务让“独善其身”成为过去，迎来“兼及天下”的新时代。

社会的发展，使千年武当已经突破了交通障碍瓶颈、信息交流瓶颈、地域限制瓶颈，武当传承人的思想禁锢也应该解除，世移时易，今非昔比，只有与时俱进，浩浩武当才会再迎来“异日大兴”。

正所谓“思想是行动的先导”。我辈传人理当开阔视野，扬弃陈规，放眼世界，广泛招纳贤徒志士，培养一代武当武功文化传人，由涓涓溪水，汇成滚滚长河；由星星之火，形成世界燎原之势。让武当文化的光芒，普照众生。

今天，笔者试图将千年武当立足于养生长寿并能为实战服务的内功绝技，从实践到理论，再从理论到实践进行检验之后，形成完整的教学与研究体系，并整理成图文并茂，声像俱存的教程，以期告慰先辈前贤英灵，泽惠千秋后人，造福当今社会。

笔者的努力，仅为抛砖引玉，相信武当大家，也将放下包袱，轻装上阵，互为表里，遥相呼应。

祖师庇佑，大岳和谐，武当春天又来临！

岳 武

目 录

目 录

第一章　源流、传承特色及理论定位

第一节　源流

武当九式吐纳养生法又名武当九式吐纳秘功或武当道传不老青松功，相传由武当丹道养生祖师吕洞宾（号纯阳子）所遗留，千百年来一直在武当道内秘传口授，依武当道内沿传之规矩，至今已经辈列第 23 代。

20 世纪 90 年代由武当百岁道长刘理航（俗名：刘定国）亲传于武当山下的岳武（实名：蔡星生）。吕祖纯阳秘功第 23 代传承人岳武经过近 20 年的练习体验和教学实践证明，此套功法有极强的养生价值。

第二节　传承特色与理论定位

一、传承特色

武当九式吐纳养生法属武当一大名宗——吕祖纯阳门武功派系中的一套武当道传养生健体、祛病延年秘宝。

这套功法的最大特色在于能够以各种不同的呼吸吐纳方

式，促进肢体的不同部位配合运动。以内动（五脏的蠕动）带动外动（肢体运动），与世俗锻炼中肢体运动“配合呼吸”的方法刚好相反，达到独到的养生祛病功效。

主要表现：

一是呼吸方式与动作开合独特多样。此功法不仅呼吸方法多样，而且肢体动作原始古朴。

二是适应群体广泛。有无武功基础均可以练习。

三是肢体动作难度要求小。肢体动作始终为呼吸吐纳服务。

四是不会出现练功走偏现象。只有改变和养成呼吸的习惯，没有气机运行走向的深度要求。

五是对慢性病症具有调理作用。

对高血压病人有抑制交感神经兴奋，消除精神紧张作用；

对头痛、头晕的病人经过意念活动和呼吸吐纳调整,能产生轻快的感觉；

对胃肠道病人吐纳采用腹式呼吸、气贯丹田，这样可以直接对胃肠功能进行调整，获得好的效果；

对哮喘、支气管炎等呼吸道疾病患者，吐纳以调整呼吸为主；

对神经衰弱、更年期综合征等神经和内分泌系统疾病多适应不同的呼吸吐纳动功方式；

对体质孱弱者吐纳功法能迅速改善消化功能、增强体质。

武当吐纳九式养生法的另一传承特色是：

作为养生，这套功法可以独立成篇，单独练习。练习形式又可分为定势分组练习和活步分组练习两种。

定势以下面图解动作名称为准；活步以走行四门为自然调整。

其他仍以定势分组练习为准。一般推广定势分组练习。

二、理论定位与社会影响

（一）理论定位

在道内传承体系中，武当九式吐纳养生法列属武当纯阳门，系武当纯阳门修真导引之秘术，属纯阳门武功中的中高级功法。与武当真元浑合一气功、纯阳大功、金丹地卧功、五行养生桩功、纯阳子午静功为一体。是修真悟道，延年益寿的必经法门。在世面上流行的锻炼方法中稀有此类功法，专门的吐纳养生功法更是罕见。其根在道门，其法将会从此广泛流传于民间。一经弘扬，就会源流不断，为人类健康造福。

通过习练后，再学习纯阳门大功（金丹铁布衫）、金丹地卧功等阳刚之法，就会容易很多。也为最终进入武功高级阶段——五行桩、子午静、云床高卧功法奠定坚实的基础。这也是武当九式吐纳养生法得以沿传的另一潜在原因。

为更好地继承和发扬武当绝学养生功夫，普泽众生，造福人类健康，以岳武为带头人的武当拳法研究会的研究员们，在综合整理武当纯阳门系列武功的基础上，与其他门类传统养生修炼方法相比较，最后将此养生功法定位于武当道传三类标志性武术养生功法（伸筋拔骨类、呼吸吐纳类、按摩导引类）之一的呼吸吐纳类典型功法，成为目前武当山下由十堰市武当拳法研究会推荐的“武当养生三大宝典”之一。

（二）社会影响

自 2000 年面向社会，公开传授武当九式吐纳养生法以来，慕名前往武当山下的十堰市武当拳法会实训机构——十堰柳林武功院学习的受众群体达数千人次,受到社会各界人士的好评。特别是受到身体虚弱，气短、气虚的养生爱好者和从事艺术门类的精英人士的青睐和强烈关注。

时值今日，世界各地养生爱好者包括多所院校武术研究、生命科学研究的专家、学者不断进行探索交流，此养生法成为新世纪的一大健康热点。2008 年 10 月 28 日 CCTV-4 国际中文频道专题播报了《岳武的故事》，引起了世界热爱生命与健康的人们关注。随即《中国日报》（英文版）进行了专题报道，中新社、湖北卫视等媒体进行了追踪专访，武当养生，健康一生。

目前，武当山下的十堰市武当拳法研究会柳林武功院作为团体传播机构，培养了一大批武当九式吐纳养生法的习练、研究群体，并迅速向世界各地传播这一道家文化精粹。

第二章 吐纳基本技术

第一节 基本手型

一、阴阳八卦手

右手握空心拳，左掌拇指通过右拳眼，扣按于右手心（劳宫穴）处，左手其他四指抱于右拳面和拳背之上。双手环抱成子午阴阳诀，亦即阴阳八卦手。

此手法为男士手诀。女士左右手互换。（图 2–1）

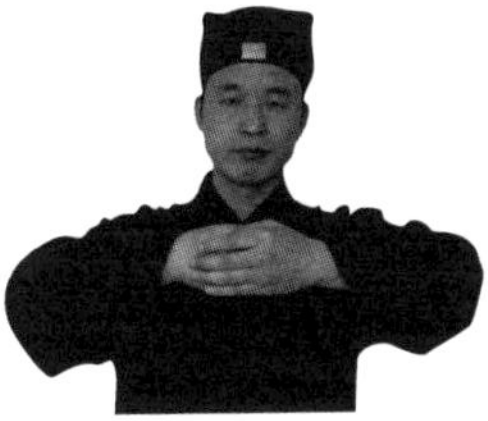

图 2–1

二、八字掌

四指并拢伸直，拇指自然伸开，即成“八字掌”。（图 2–2）

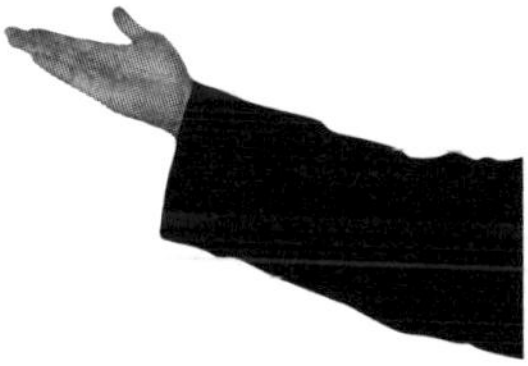

图 2–2

三、燕翅掌

五指自然伸直，指间自然分开，以手腕为轴，上下甩动，即成“燕翅掌”。（图 2–3）

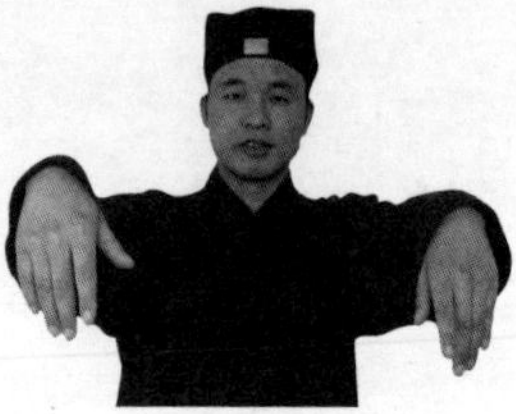

图 2–3

第二节　基本步型

一、并 步

自然站立，双腿伸直，双脚并拢，两脚落实，重心落于两脚下。（图 2–4）

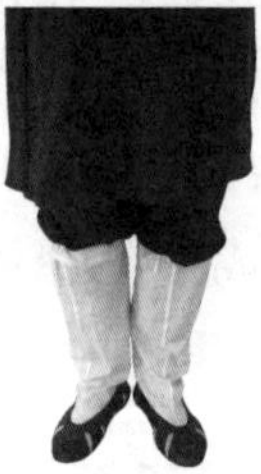

图 2–4

二、弓 步

两腿前后分开一大步，前腿屈膝前弓，大腿斜向地面，膝与脚尖上下相对，脚尖微内扣；后腿自然伸直，脚跟蹬地，脚尖微内扣，全脚掌着地。（图 2–5）

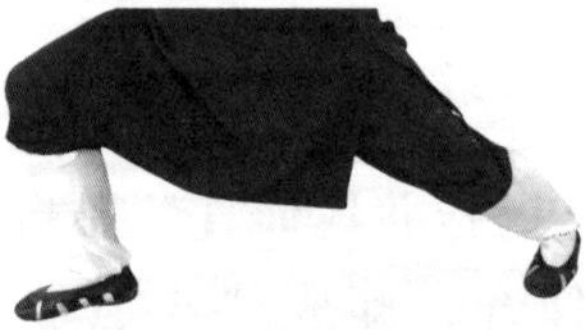

图 2–5

三、横开步

两腿左右分开一步，横向之间保持与肩同宽或稍宽，两腿自然伸直，全脚掌着地，重心落于两腿之间。（图 2–6）

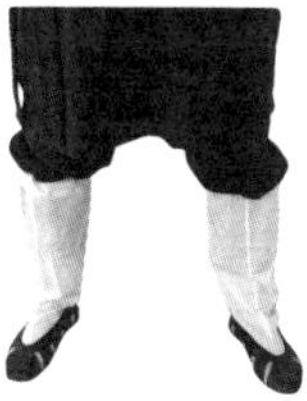

图 2–6

四、弹簧步

两腿左右分开一步，横向之间保持与肩同宽或稍宽，两腿自然伸直，全脚掌着地，重心落于两腿之间；然后重心上提，双脚跟自然离地。（图 2–7）

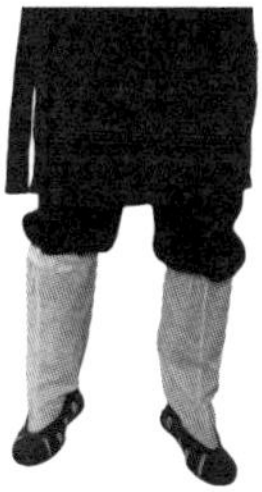

图 2–7

五、交叉步

自然站立，一腿向另一腿前或后移动成交叉步。交叉步分前交叉步和后交叉步。（图 2–8）

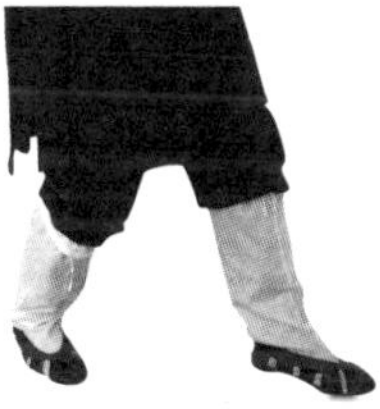

图 2–8

第三节　基本身型

一、前 屈

身体自然站立，双腿并齐，上体以腰为轴，自然向前、向下弯曲接近180°。（图 2–9）

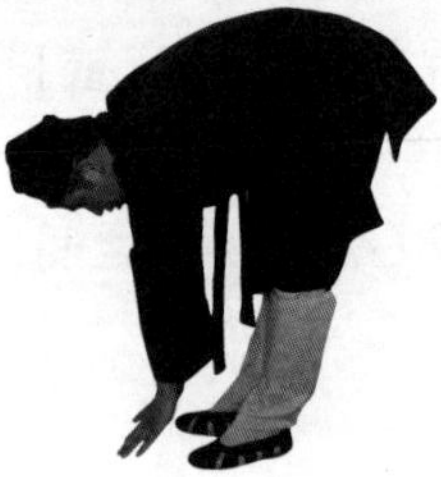

图 2–9

二、后 仰

重心落于一腿，另一腿前伸，上体以腰为轴，自然向后下弯曲，平面屈度在 45° ~ 80°之间。（图 2–10）

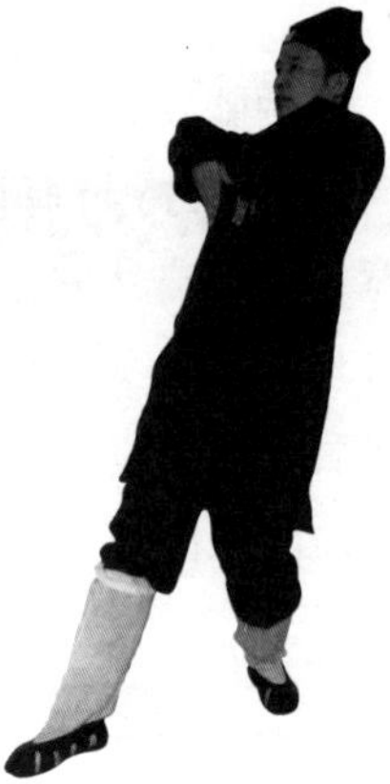

图 2–10

三、蹲 身

身体自然站立，双腿并齐，两脚并拢，屈膝半蹲，大腿低于水平以下，上身挺直。（图 2–11）

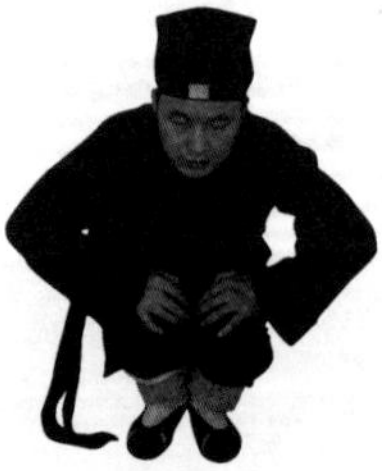

图 2–11

四、束 腰

身体自然站立，双掌面从后腰部位分别向前沿带脉推压。（图 2-12）

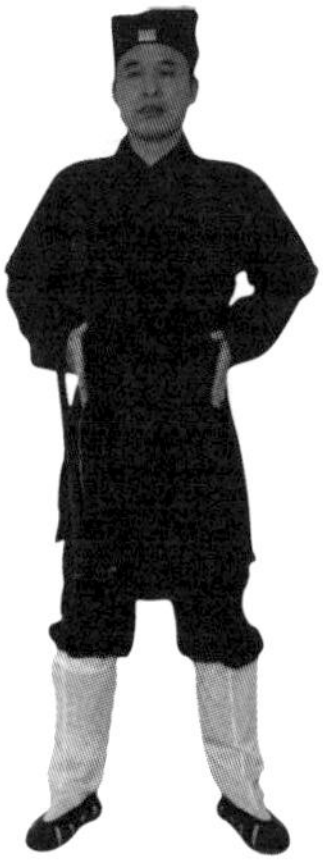

图 2-12

五、鹤 膝

身体自然站立，两脚自然分开，随身体扭转双膝自然弯曲，膝内侧屈度保持在 120°～150°之间，呈微蹲状态。（图 2-13）

也可单膝自然弯曲，膝内侧屈度保持在 120°～150°之间，呈微蹲状态。（图 2-14）

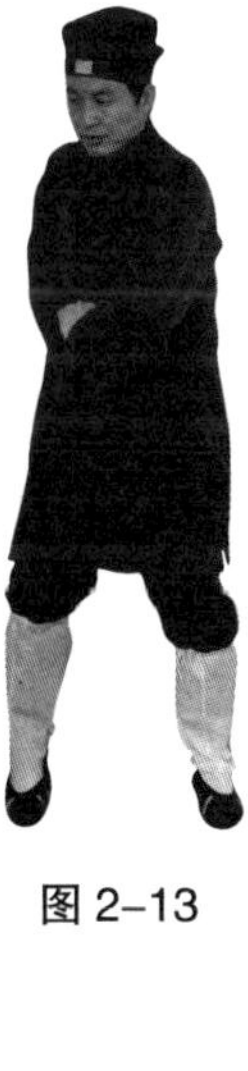

图 2-13

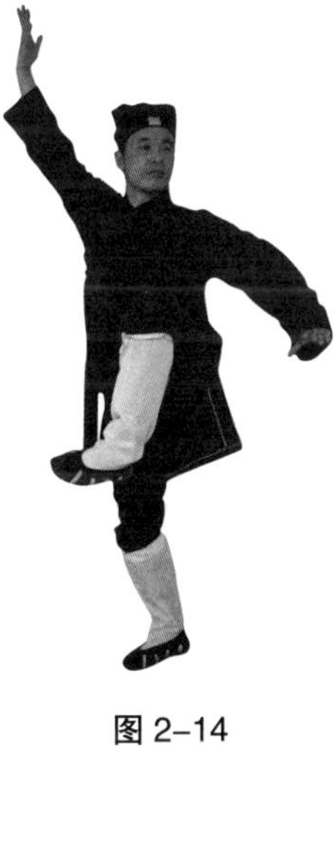

图 2-14

六、龟 背

身体自然站立，小腹部内收，后背撑圆，如龟背平圆状。(图 2–15)

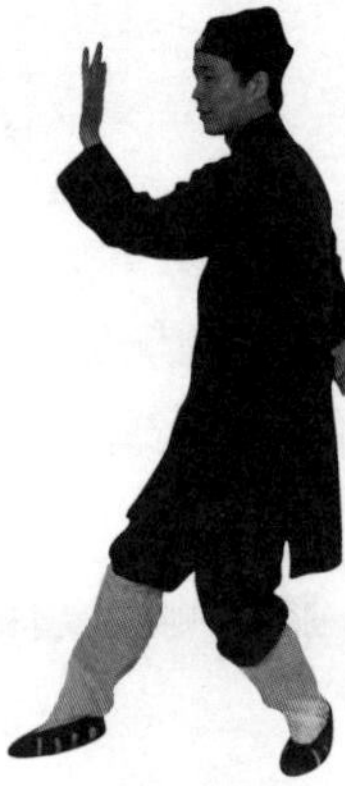

图 2–15

第四节　基本吐纳方法

一、自然呼吸法

口微闭，上下牙微微相合，舌尖轻搭上腭，用鼻吸气时，腹部要凸起。呼气时，腹部要收缩。

不加任何意念，不拘泥于形式，自然呼吸。

二、慢、长、细、匀法

在做吐纳功法过程中，为配合肢体动作，而采取的一慢、二长、三细、四匀的“四合一”呼吸方法。属于常见的调节呼吸方法。

三、长吸短呼法

在做吐纳功法过程中，为配合肢体动作，采取的吸气时间大于呼气时间的呼吸调节方法。

呼吸时间的长短，要因人而异。

四、短吸长呼法

在做吐纳功法过程中，为配合肢体动作，采取的吸气时间小于呼气时间的呼吸调节方法。

呼吸气时间的长短，要因人而异。

五、快吸慢呼法

在做吐纳功法过程中，为配合肢体动作，采取的吸气速度快、时间短促，而呼气速度相对缓慢，时间稍长的呼吸调节方法。

呼吸速度快慢、时间长短，要因人而异。

六、慢吸快呼法

在做吐纳功法过程中，为配合肢体动作，采取的吸气速度缓慢，时间相对较长，而呼气速度相对快、时间短促的呼吸调节方法。

呼吸速度快慢、时间长短，要因人而异。

七、长吸长呼法

在做吐纳功法过程中，为配合肢体动作，吸气、呼气的速度相对缓慢、时间相对较长的呼吸调节方法。

吸气、呼气速度快慢、时间长短，一定要因人而异。

八、吸闭喷气法

在做吐纳功法过程中，为配合肢体动作，采取的吸气、闭气、喷气的呼吸调节方法。

具体操练过程中，又分为：一吸一闭法、一吸三喷法、长吸一喷法、一吸一喷法。

吸气、闭气、喷气速度的快慢、时间的长短，要因人而异。

九、胎息动呼吸法

吸气的同时环抱双手呈阴阳子午诀，即阴阳八卦手，自然放于小腹前。然后自然呼吸，意守下丹田（通俗说法是肚脐眼下一寸的区域）60 秒钟为度。感受小腹部随呼吸一起一伏。也叫胎息动。

一般养生爱好者学习时可不作深究，意到即可。

第五节　“三调”的基本方法

一、调　身

调身，即对形体姿势的调整锻炼。

它是有意识地按照规范自我调整处于静止或运动状态时形体姿势的操作方式，也称炼形。

练习吐纳功法时，要做到功架正确，姿势合乎规范。

二、调　息

调息，即对呼吸的调节训练。

它是有意识地按照规范自我调节呼吸的操作训练方式，也称炼气。也就是自觉采用不同的呼吸方法，与形体动作相互和谐，以达到和气养身的目的。

练习吐纳功法时，要做到呼吸方法正确，肢体配合默契。

三、调　心

调心，即对心意的调节引导。

它是有意识地按照规范自我调控心理状态的操作方式，也称炼神。也就是通过对自我心意的调节引导，借助意念的活动达到入静养神的目的。心主神明，只要能心清神静，意念专一、正直，思想情绪稳定，脏腑功能就不会紊乱，生命就不受任何危害。

练习吐纳功法时，要做到心不外想，神不外驰，专心一意，心息相依。

四、“三调”之间的关系

调心是吐纳养生法“三调”中的主导因素，调息和调身均需在调心的前提下进行，直至进入“三调”融为一体的功态境界。

第六节　注意事项

一、松

就是要求全身各部位放松。

自然站立时，目光垂敛，身体中正，坐胯松腰，要求虚腋垂臂，手指松开微屈。

运动时要呼吸整体配合，协调一致。

二、静

要求思想集中，心安神静。面含微笑，情绪松弛。

用意不要重，要轻、淡。切忌追求气感，以免出偏。

三、适 度

要求定时定量，持之以恒。

有时练功病情好转，骤然停练，可能复发。

练功也不能过于疲劳。心急求速，日夜不停地练，也会出问题。

功夫界有句术语叫“火候适度”，因此练功不能“过火”，要讲求适度。

第三章　动作名称及图解

第一节　动作名称

引子——敬作揖礼

起势

1. 抱圆守一　　2. 捧气贯顶

第一式　疏筋活脉

1. 抱圆守一　　2. 朝山望月　　3. 按掌平气

第二式　调理气血

1. 抱圆守一　　2. 风摆杨柳　　3. 按掌平气

第三式　清神益筋

1. 抱圆守一　　2. 渔翁摇橹　　3. 按掌平气

第四式　护膝扶伤

1. 抱圆守一　　2. 周天行气　　3. 搂膝圆归

4. 按掌平气

第五式　脉气运行

1. 抱圆守一　　2. 周天行气　　3. 七星排打

4. 按掌平气

第六式　强心润肺

1. 抱圆守一　　2. 开胸破槽　　3. 按掌平气

第七式　健胃壮肾

1. 抱圆守一　　2. 沉已搓衣　　3. 抱圆守一

第八式 阴阳调节

1. 抱圆守一　　2. 阴阳别翅　　3. 按掌平气

第九式　百邪难侵

1. 抱圆守一　　2. 坐马三颠　　3. 捧气贯顶

4. 抱圆守一　　5. 金盆浴身

收势　狸猫洗脸

1. 搓双手　　2. 熨面部　　3. 收功

第二节　动作图解

引子——敬作揖礼

【歌诀】

起手抱拳宜轻缓，双手环扣气吸满；

颔首短呼意犹尽，纳气挺胸吐沉丹。

【动作图解】

①自然站立，全身放松，头顶上悬，下颌微收，舌尖轻搭于上腭，背有上拔之意，使闾尾中正，肛微提，腹微收。目光平视。（图 3–1）

②接上动不停。双掌同时外旋，两臂屈肘后拉至两腰间，两掌心斜向上方。（图 3–2）

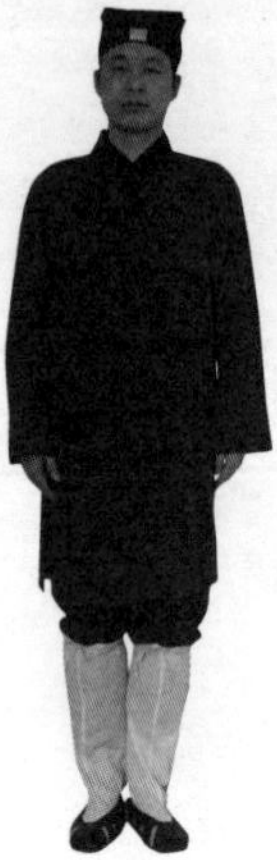
图 3–1

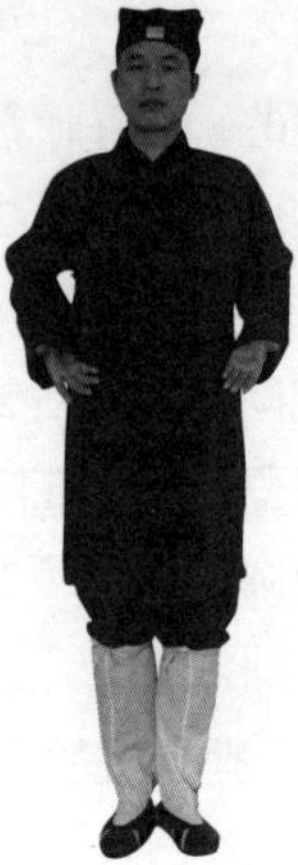
图 3–2

③接上动不停。两肘外撑，两掌心斜向上方。（图 3–3）

④接上动不停。拧臂转腕，两掌向两侧平举，两掌心向下，两臂高与肩平。（图 3–4）

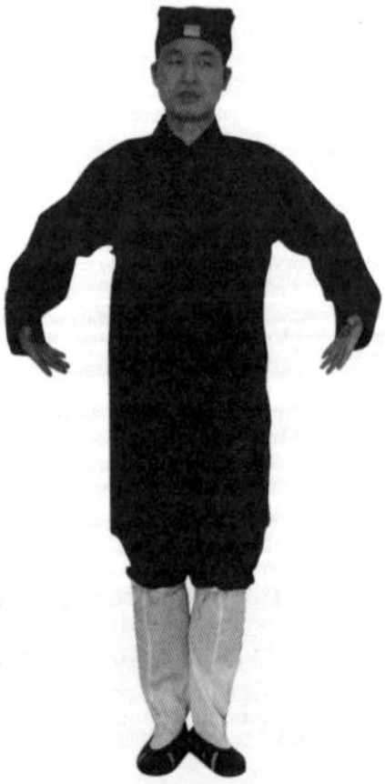
图 3–3

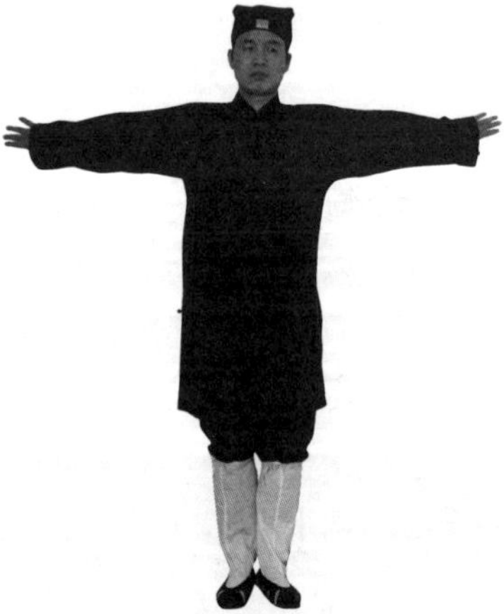
图 3–4

⑤接上动不停。两臂外旋，同时直臂由侧平举向正前方相合；然后屈臂内收，双掌叠抱；同时右手变空心拳，左掌拇指通过右拳眼，扣按于右手心（劳宫穴）处，左手其他四指抱于右拳面之上（男左手环抱右手；女右手环抱左手。以下此手法皆同），成子午阴阳诀，亦即阴阳八卦手。目光内敛。（图3–5、图3–6）

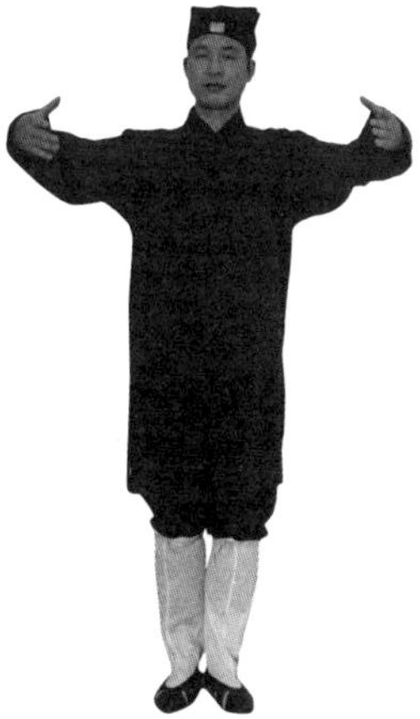

图 3–5

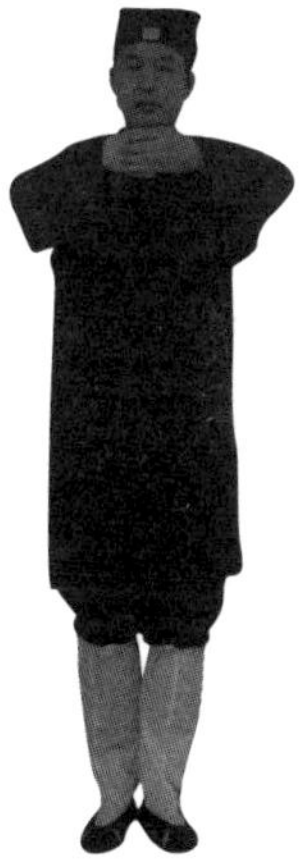

图 3–6

⑥接上动不停。手臂动作不变，微向前方低头叩首，呈作揖朝拜势。（图3–7）

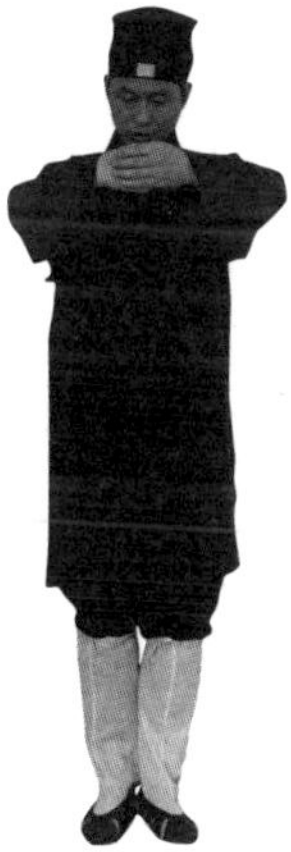

图 3–7

⑦接上动不停。抬头挺胸，双手抱拳自然回收于胸前。(图 3-8)

⑧接上动不停。两手分开变掌，两掌心向下徐徐下按于小腹前；然后两掌向身体两侧分掌下垂成自然站立势。（图 3-9、图 3-10）

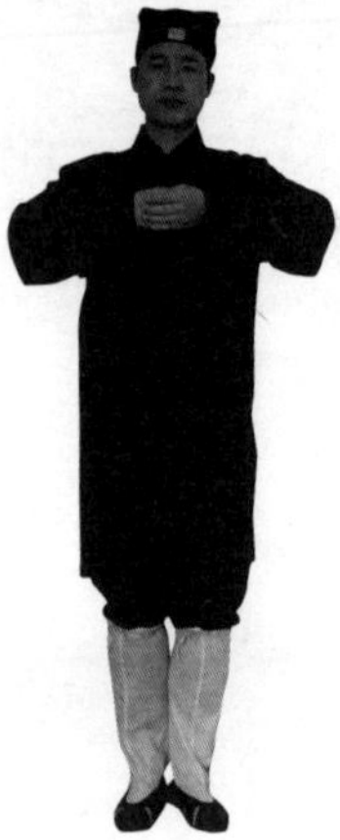

图 3-8

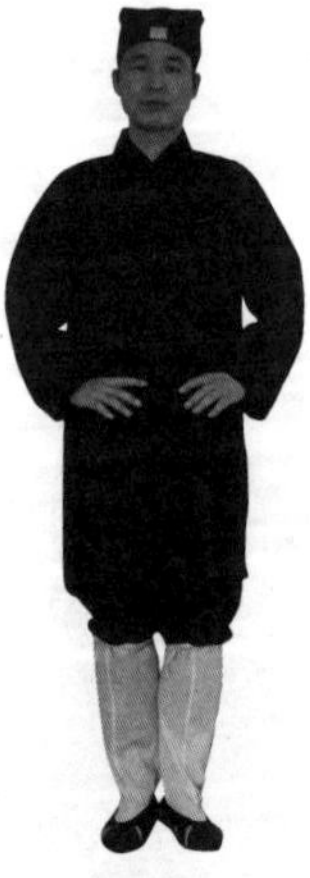

图 3-9

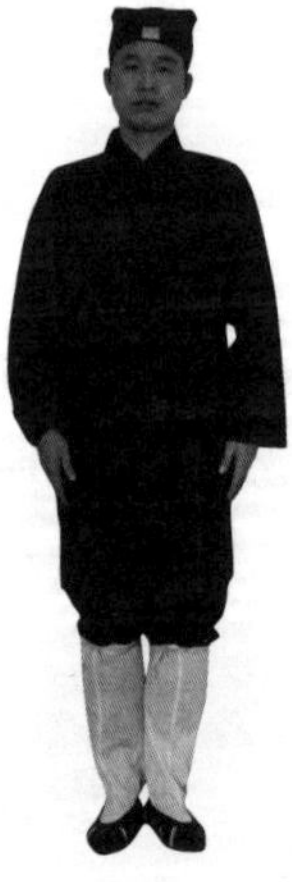

图 3-10

【吐纳方法】

双手合抱时，要缓缓进行并配合长吸气，吸满后双手同时抱拳；此时胸宜挺，气宜满。接着一个短呼，同时配合低头颔首；此时胸宜含，气宜空。一吸一呼为一组；接着抬头挺胸，自然吸气长缓，抱拳收于胸前，仿佛是胸前的膻中穴在吸气，将所抱拳吸回到胸前；此时胸宜挺，气宜满。这是一个短吸。接着一个长呼，所抱拳自然空松沿胸前正中线，配合长呼气而下落至小腹前（下丹田）。

【练习提示】

一般以一次为度，作为功前的引子，对身体、思想、呼吸进行调整，也称“三调”。

【易犯错误】

①呼吸配合不当。呼吸的时间长短和速度的把握不准确，容易出现憋气现象。

②吐纳的配合动作为4动，容易被做成2动。

③姿势配合不当。容易把“低头颔首”动作做成“低头弯腰”动作。

【纠正方法】

①分两组呼吸练习。先练习一长吸气一短呼气的方法，适应后，再练习一短吸气一长呼气的吐纳方法。逐步把握呼吸要领。

②配合两组呼吸，把动作分解为4动。先长吸气，双臂由两侧向正前合抱，双手相交呈阴阳八卦手，抱于胸前，此为第一动。第二动，双臂不动，低头颔首，短呼气。第三动，抬头挺胸，两手回收于胸前，此为短吸气。第四动，双手分开变掌，翻掌下按，此为长呼气。

③在练习时，体会“低头颔首”与“低头弯腰”的动作区别，克服混淆动作的习惯。

【养生功效】

两组呼吸，一长一短，一短一长，三丹归元。表像作揖朝拜，暗含调养气机。祛燥降火，气定神清。

起　势

【歌诀】

双手抱拳意守丹；捧气贯顶行周天；

意气由上而下沉；涌泉穴位是玄关。

1. 抱圆守一

【动作图解】

①自然站立，全身放松，头顶上悬，下颌微收，舌尖轻搭于上腭，背有上拔之意，使闾尾中正，肛微提，腹微收，目光平视。（图 3–11）

②接上动不停。双掌同时外旋，两臂屈肘后拉至两腰间，两掌心斜向上方。（图 3–12）

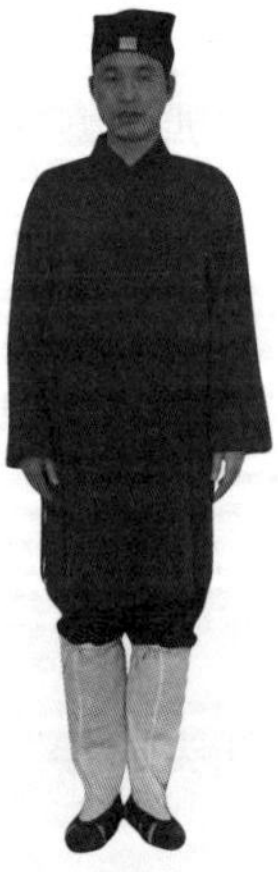

图 3–11

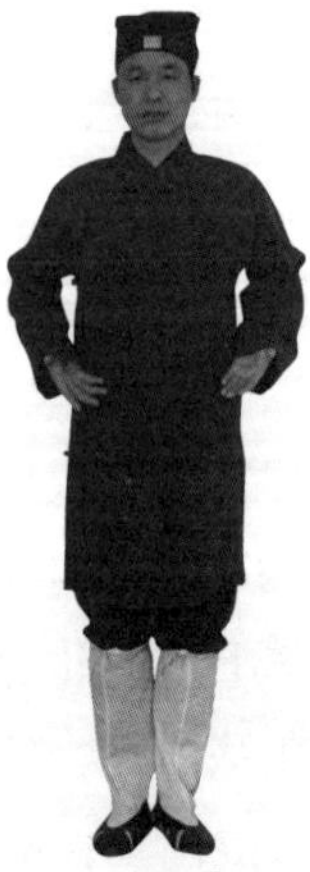

图 3–12

③接上动不停。两肘外撑，两掌心斜向上方。（图 3-13）

④接上动不停。拧臂转腕，两掌向两侧分开，两掌心向后，两掌高与髋平。（图 3-14）

⑤接上动不停。两掌、臂外旋，同时两臂屈肘，两掌向体前合抱，虎口相对。（图 3-15）

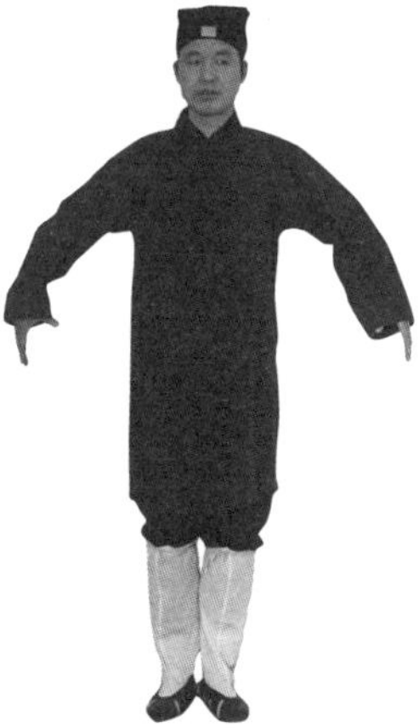

图 3-13

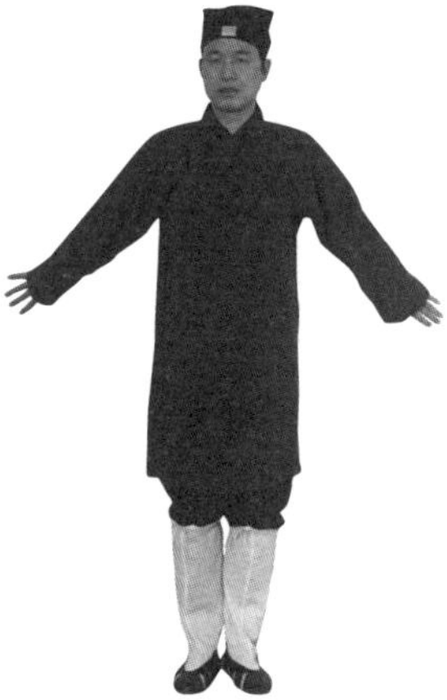

图 3-14

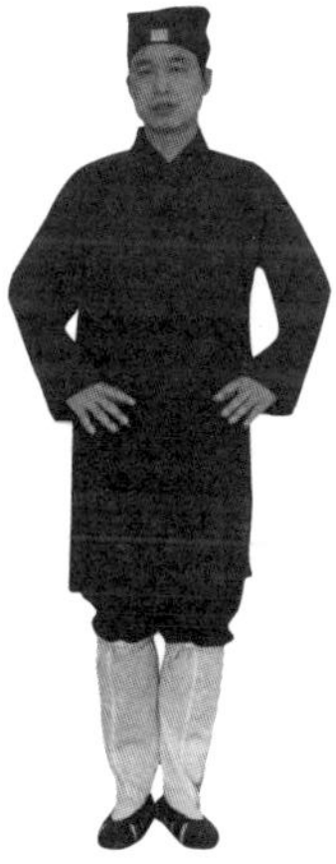

图 3-15

⑥接上动不停。两掌于腹前相叠，左掌在上，右掌在下，两掌心向内。（图 3–16）

⑦接上动不停。右手变空心拳，左掌拇指通过右拳眼，扣按于右手心（劳宫穴）处，左手其他四指抱于右拳背之上。双手环抱呈子午阴阳诀，亦即阴阳八卦手。目光内敛。（图 3–17）

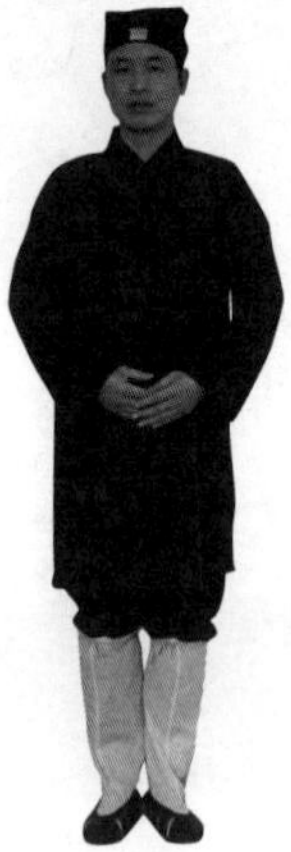

图 3–16

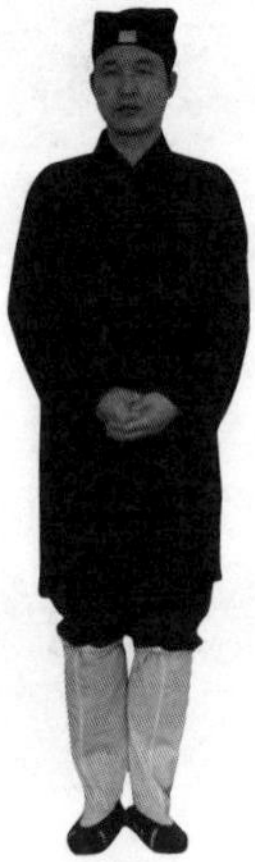

图 3–17

⑧接上动不停。双手环抱呈子午阴阳诀向小腹回搂，至下丹田部位，自然站立，全身放松，心平气和，目光内敛，自然呼吸，意存下丹田入静片刻。（图 3–18）

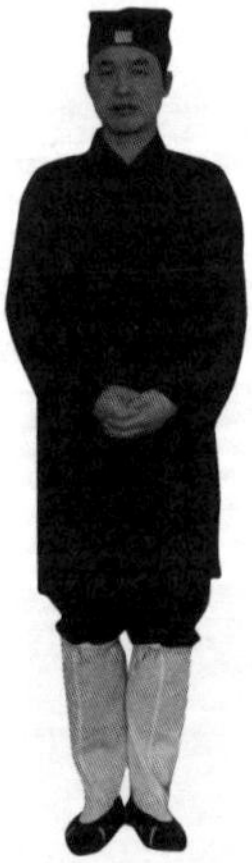

图 3–18

2. 捧气贯顶

【动作图解】

①接上动不停。左脚自然向左侧横开半步，两脚距离与肩同宽或稍宽；两臂自体侧慢慢上抬，两掌心向上，两掌慢慢合于头顶上方，两掌心遥遥相对，用鼻子吸气，至此气吸满。（图 3–19、图 3–20）

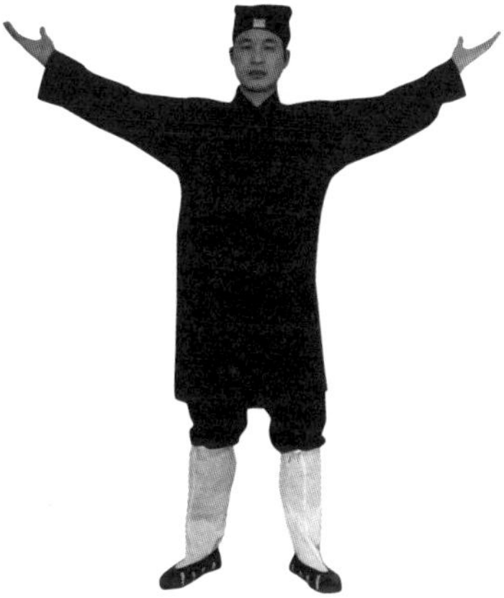

图 3–19

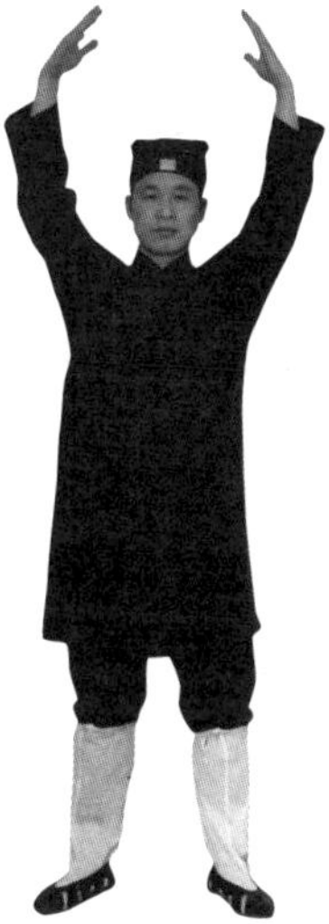

图 3–20

②接上动不停。用鼻子呼气；同时，两掌翻双掌下按，掌心向下。（图 3–21）

③两掌慢慢下落于身体两侧，掌心向内，呼气结束（图 3–22）。如此重复 3 次。

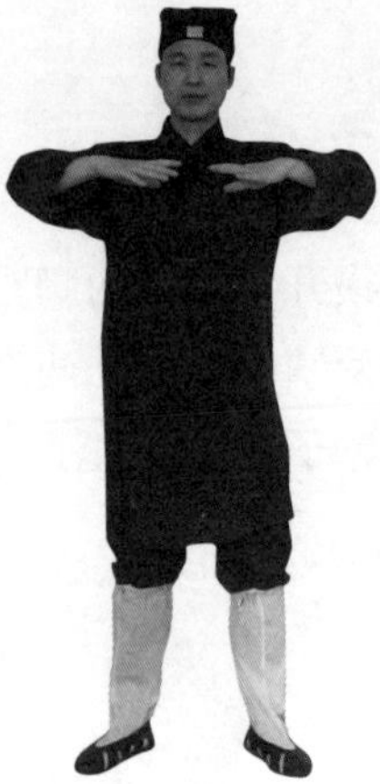

图 3–21

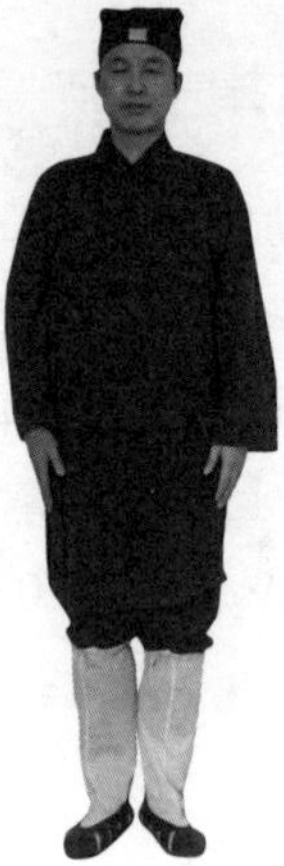

图 3–22

【吐纳方法】

①“抱圆守一”属于功前调息动作。吸气的同时环抱双手呈阴阳子午诀，双手放于小腹前。然后自然呼吸，意守下丹田。感受小腹部随呼吸一起一伏。也叫胎息。一般养生爱好者学习时可不作深究。意到即可。

②“捧气贯顶”是一组全身心调理动作。共包含 3 种吐纳导引方法。

呼吸法。用鼻子吸气，双臂自体侧慢慢上抬，双掌心向上，再慢慢合于头顶上方，双手掌心遥遥相对，至此气吸满；然后用鼻子呼气，同时翻双掌下按，掌心向下。双手慢慢下落，垂至体侧，呼气结束。如此重复 3 次。

意念法。要有一个意识假想。吸气时，双目微闭，意想内视，人的身体就像一瓶浑浊的水，呼气时，随着双手下按而意念自头顶下行，身体内假想的污浊之水面也随意念下降下行，从双脚下的涌泉穴外泄；人体流空之处都变得非常洁静，无色透明。所有的病气、浊气都随意念水面下降而下行，通过涌泉穴外泄入地。

意识假借法，是一种养生有效的心理暗示方法。此方法操作得当，非常有助于身心健康。习练静坐功夫的人们，自然明白其中的玄机。这里不一一赘述。

当然，如果习练者还没有导引基础，还不能控制自己的意识假借，作为一般性的养生锻炼，也可以只用肢体动作配合呼吸吐纳，而不用意识假借这种导引方法。

【练习提示】

①初级习练者，要求肢体动作准确，松紧有度，自然配合呼吸。

②中级练习者，要求肢体动作的吞吐、屈伸、开合与呼吸吐纳有机配合。

③高级养生者，做到肢体动作、呼吸吐纳与意识导引高度融合。

④以下九式吐纳法中的练习方法与此相同。

【易犯错误】

①“调身、调息、调心”方法不当。

②初期不容易进入练功状态。心绪不宁。

【纠正方法】

①掌握“三调”的方法、要领，认真体会在自然、放松状态下，意、气的高度融合。

②克服急躁心理，放松自己的思想，不刻意追求功态。

【养生功效】

①梳理三焦。

②调节身形、心意、气息；尤其对高血脂、高血糖、高血压患者是一组行之有效的调理方式。

③改善神经、体液调节功能，有助于血液循环，消除疲劳。

第一式　疏筋活脉

【歌诀】

双手抱拳意守丹；又行打躬起臂展；
朝山望月疏筋骨；鼻吸鼻呼是关键。

1. 抱圆守一

【动作图解】

动作同“起势”中的“抱圆守一”。（图 3-23~图 3-30）

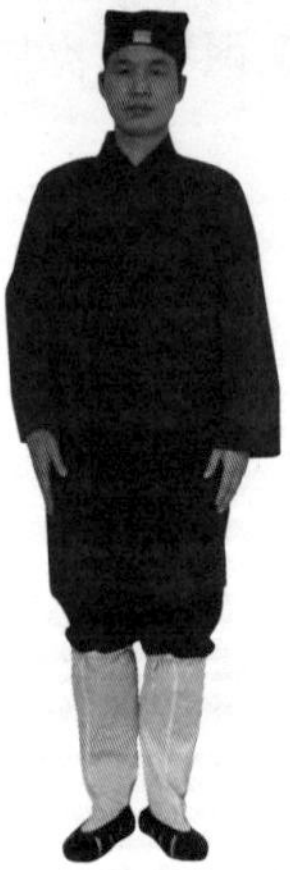

图 3-23

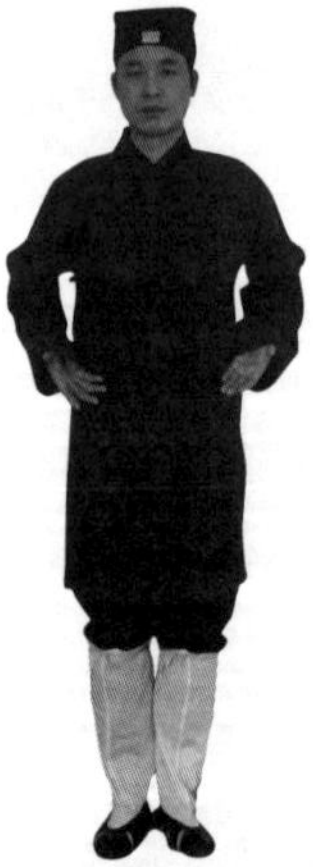

图 3-24

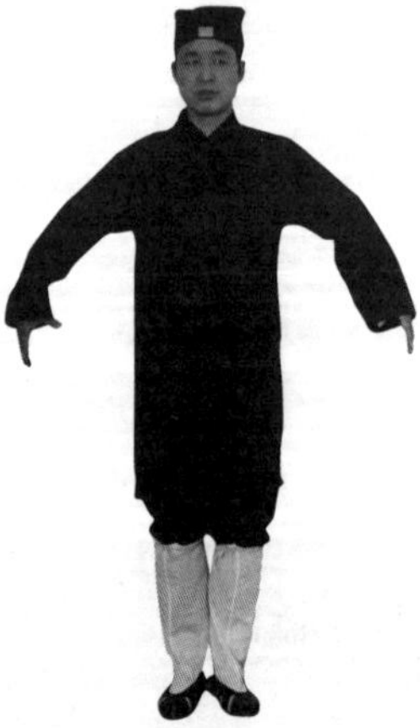

图 3-25

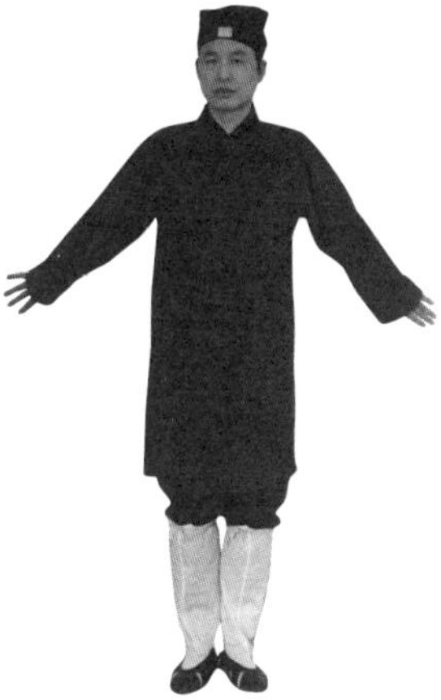

图 3-26

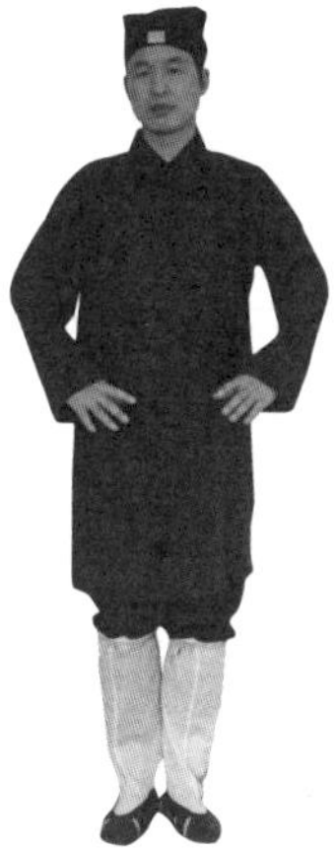

图 3-27

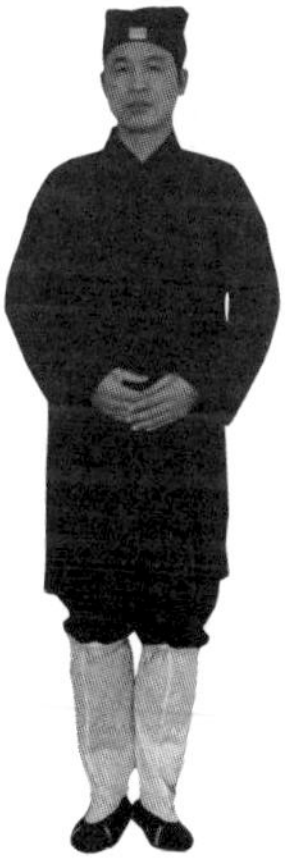

图 3-28

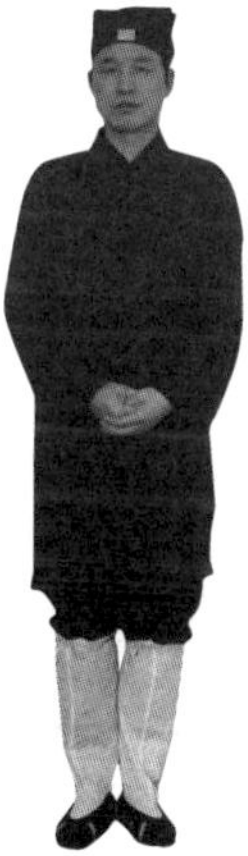

图 3-29

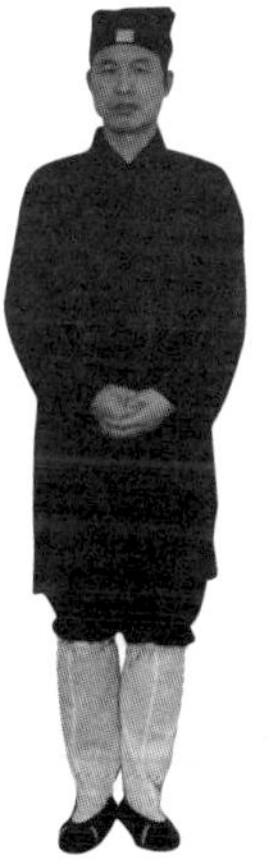

图 3-30

2. 朝山望月

【动作图解】

①接上动不停。左脚向左侧方横开半步，与肩同宽或稍宽，重心落于两腿之间；用鼻孔吸气，两臂自体侧慢慢上抬，两掌心向上，再慢慢合于头顶上方，双掌心遥遥相对，至此气吸满。（图 3–31）

②接上动不停。再用鼻子呼气；同时，两掌翻掌下按，掌心向下。（图 3–32）

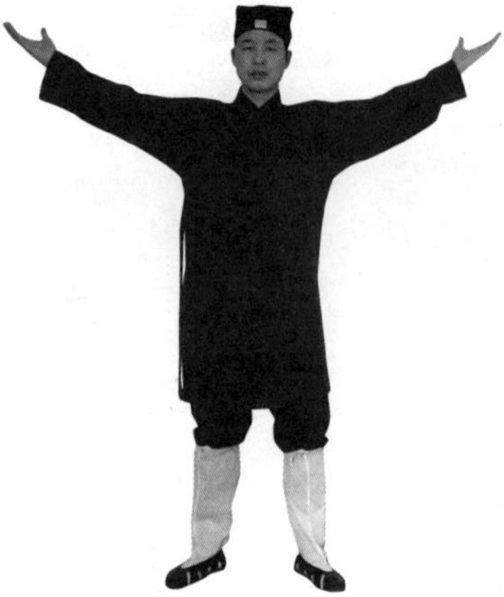

图 3–31

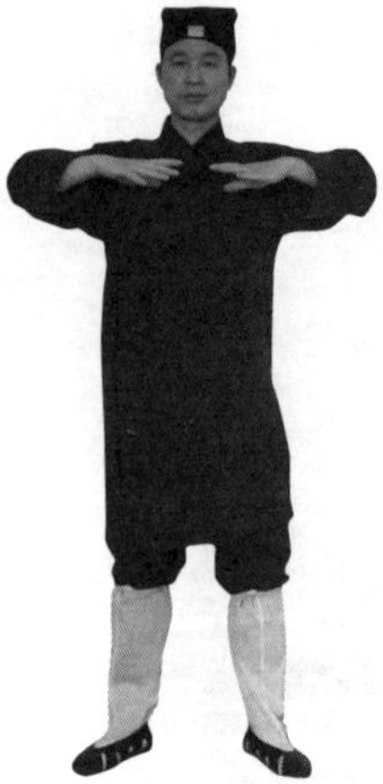

图 3–32

③接上动不停。两掌慢慢下落至小腹前，掌心向下，呼气结束。（图 3–33）

④吸气、收腹、挺胸；同时，两掌心向内，轻贴于小腹前，自下而上，贴着身体（两肘外撑）上提至胸前；同时，收左脚并于右脚旁。（图 3–34、图 3–34 附图）

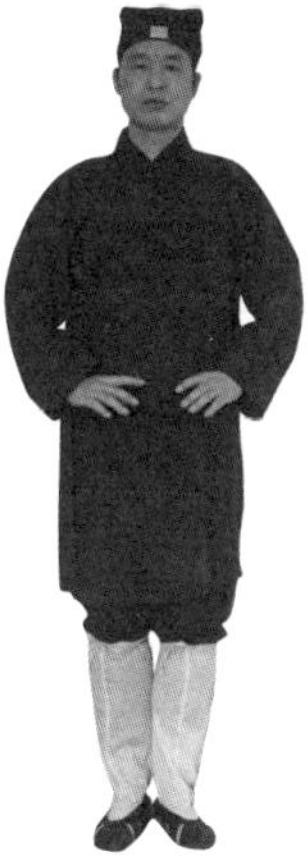

图 3-33

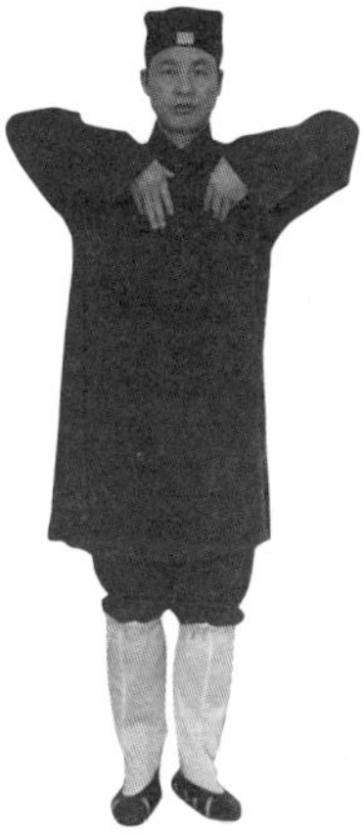

图 3-34

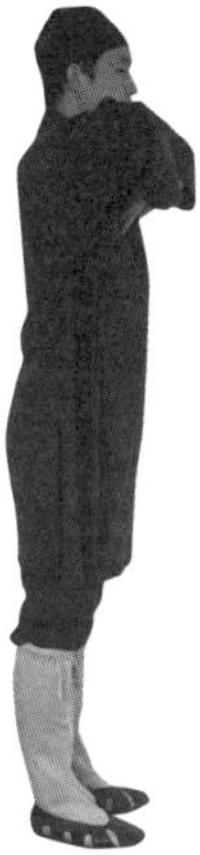

图 3-34 附图

⑤接上动不停。两掌贴胸向外翻转，使手背贴于胸前；呼气，同时身体向前弯腰，手背沿前胸、小腹、两腿面、两脚背自然下滑。（图 3-35、图 3-36）

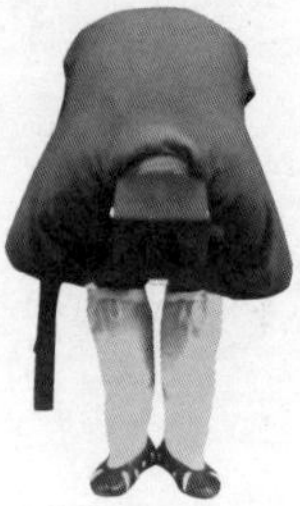

图 3–35

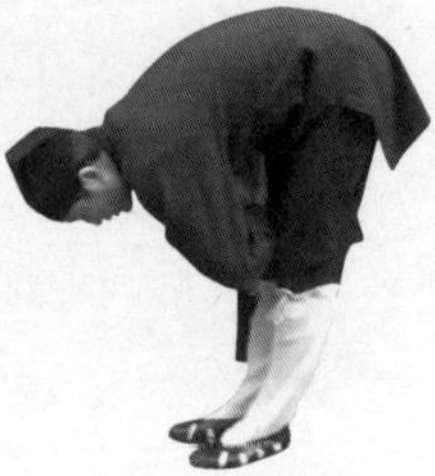

图 3–35 附图

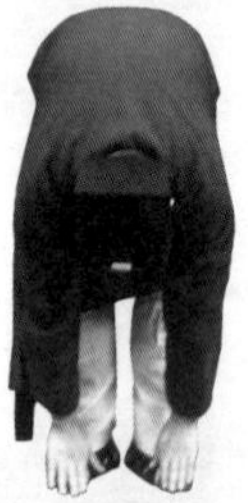

图 3–36

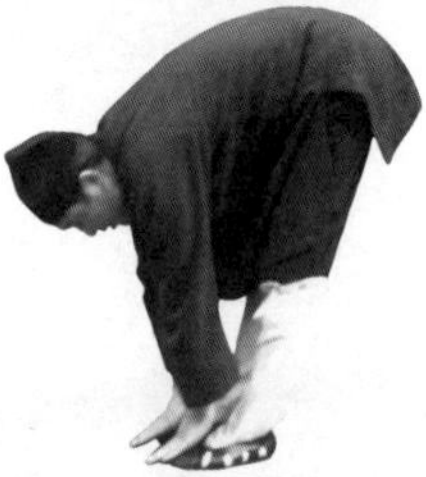

图 3–36 附图

⑥接上动不停。以手背贴身体自然摩擦，至脚背时，双手随手臂自然向前伸荡。（图 3–37、图 3–37 附图）

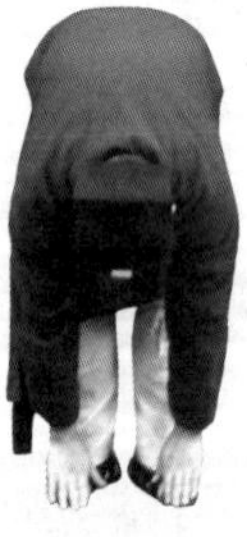

图 3–37

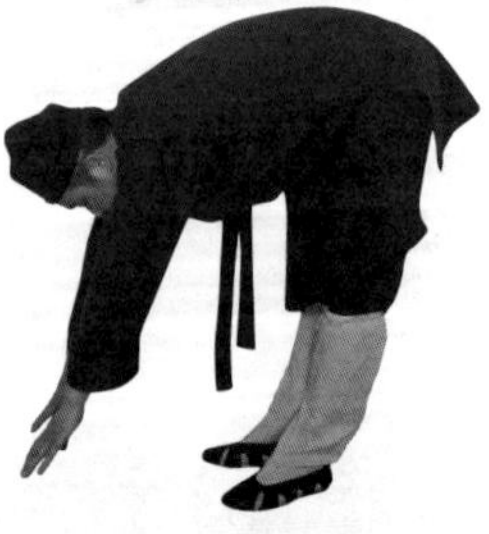

图 3–37 附图

⑦接上动不停。两掌随手臂自然向前伸荡后，双掌回搓，如搓衣状；同时，吸气。（图 3–38、图 3–38 附图）

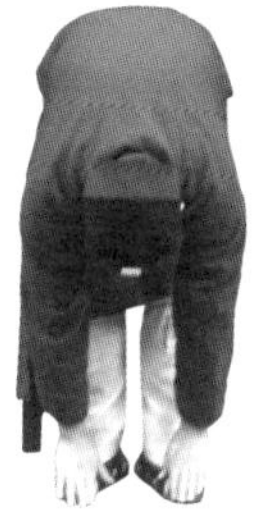
图 3–38

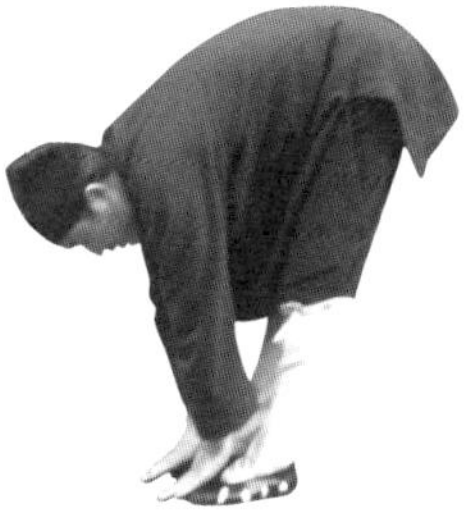
图 3–38 附图

⑧接上动不停。吸气，直腰，身体缓缓而起；同时，两掌掌面贴于脚背，随之沿双脚背、腿面、小腹自然上提。（图 3–39、图 3–39 附图）

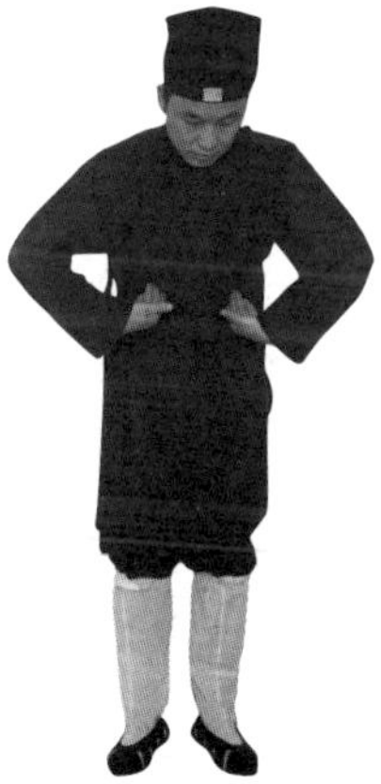
图 3–39

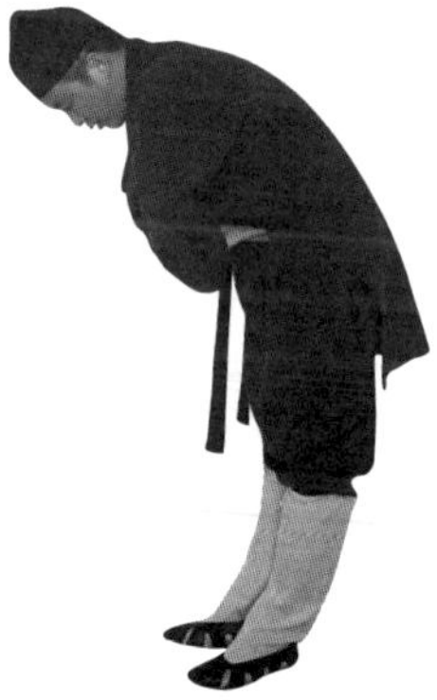
图 3–39 附图

⑨接上动不停。两掌面贴身体自然摩擦，至小腹两侧时，两掌分别向两侧外分，两臂向身体两侧平举。（图 3–40）

⑩接上动不停。两臂继续向上举至头顶上方，然后，徐徐翻掌下按。（图 3–41、图 3–42）

如此重复 3 遍，或 6 遍，或 9 遍。

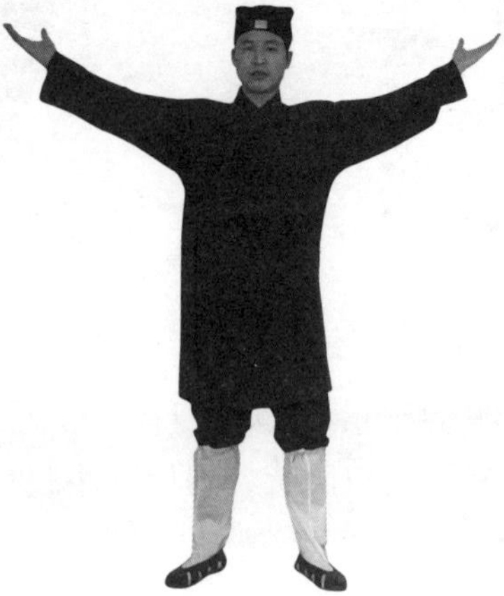

图 3–40

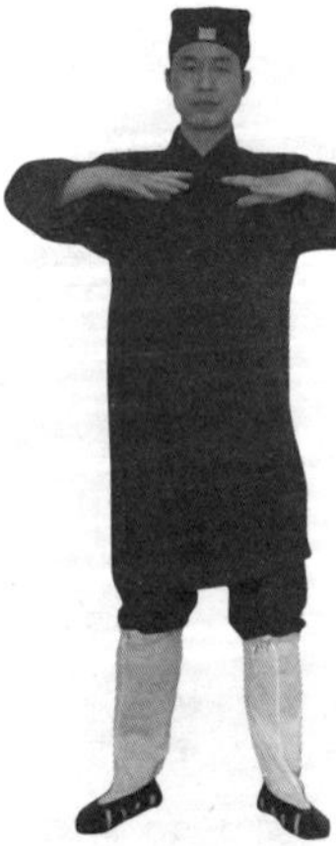

图 3–41

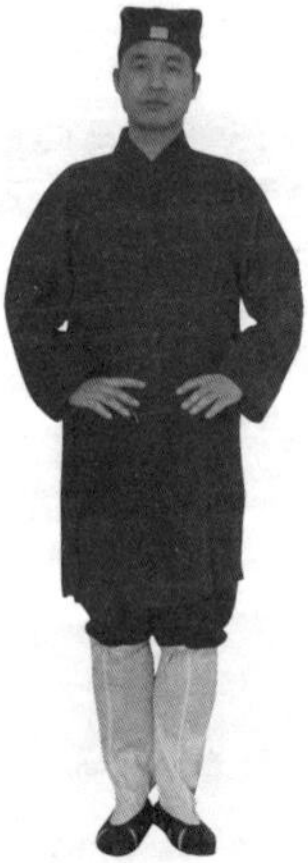

图 3–42

3. 按掌平气

【动作图解】

①接上动不停。自然站立，两掌自然放于身体外侧。（图3–43）

②接上动不停。用鼻子吸气，两臂自体侧慢慢上抬，两掌心向上，再慢慢合于头顶上方，两掌心相对，至此气吸满。（图3–44）

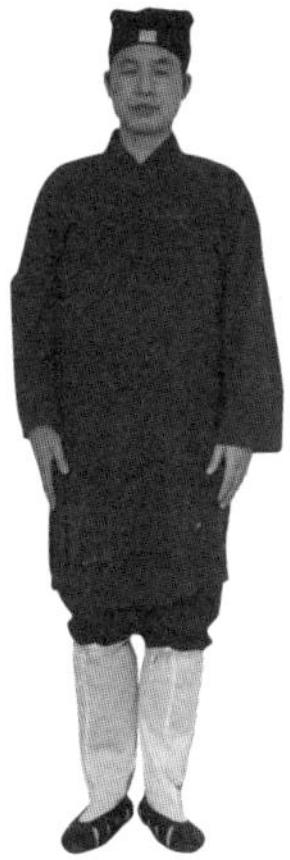

图3–43

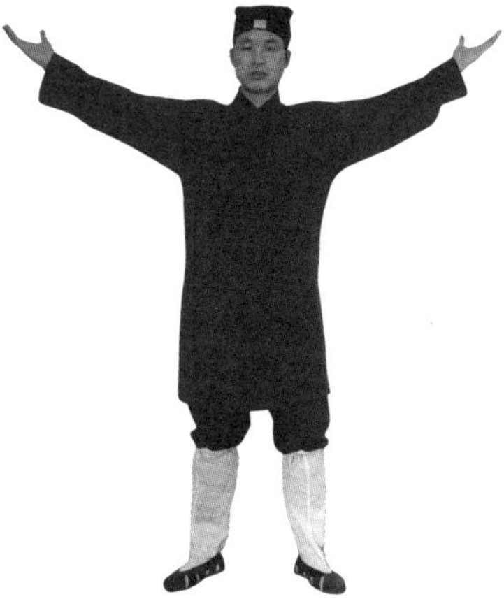

图3–44

③接上动不停。用鼻子呼气；同时，两掌翻掌下按，掌心向下。两掌慢慢下落至腹前，呼气结束。（图3–45、图3–46）

④接上动不停。收左脚至右脚内侧，自然站立，两掌自然放于身体两侧。（图3–47）

如此重复3次。

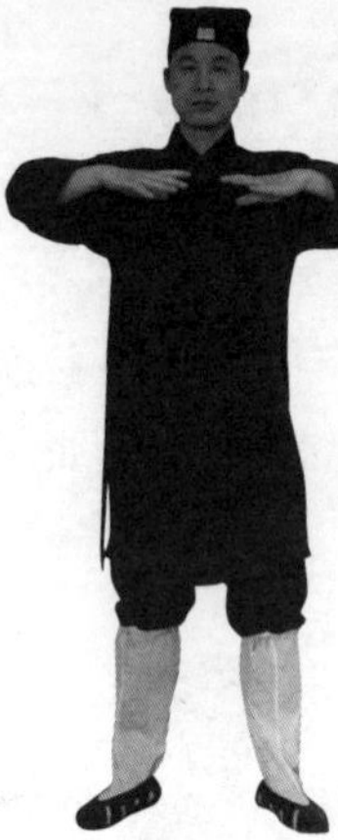

图 3–45

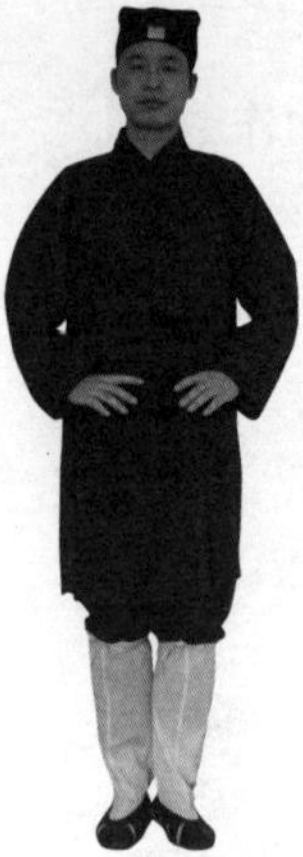

图 3–46

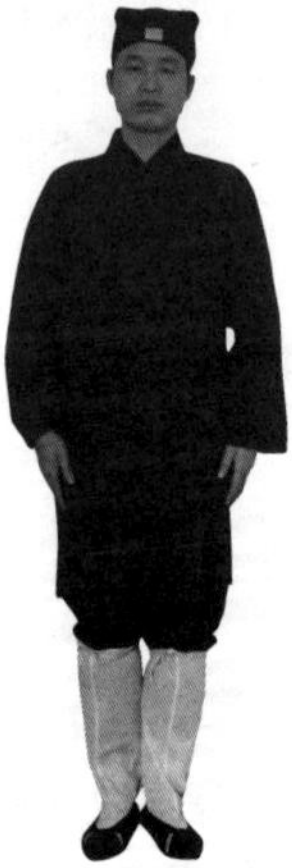

图 3–47

【吐纳方法】

①“抱圆守一”为功前调息动作。同“起势”中“抱圆守一”的吐纳方法。

②“朝山望月”整组动作要随呼吸的节奏快慢来调整动作的速度。一般来说，吸气舒缓；呼气速度相对加快。这是一组“长吸长呼”的呼吸方法。同时也是“慢吸—快呼—慢吸”的呼吸方法。

③“按掌平气”是一组全身心调理动作。

动作和呼吸方法同“起势”中“捧气贯顶”。用鼻子吸气时，双臂自体侧慢慢上抬，双掌心向上，再慢慢合于头顶上方，双手掌心遥遥相对，至此气吸满；然后用鼻子呼气，同时翻双掌下按，掌心向下。双手慢慢下落，垂至体侧，呼气结束。如此重复 3 次。

但在运用意念过程中，“按掌平气”讲究吸气时可意想胸腔扩张，充满氧气；呼气时可意想一股气流从印堂（上丹田）沿体前任脉线下行，至膻中（中丹田），再下行至气海穴（下丹田）。肺活量强的练习者，如果呼气气息较长，可随呼气将意念继续下行至涌泉穴。

“捧气贯顶”“按掌平气”“周天行气”三种吐纳导引方法有异同，在第四章“常见问题解答”中有专门的解答。

【练习提示】

①根据身体素质而自主决定每组动作的习练次数，可多可少。

②通常情况，练习时每组动作都不低于 3 次。也可做 9 次或 18 次。

【易犯错误】

①做“朝山望月”下弯腰动作时，不会用腹压的方式把体内的气吐出；吸气时，不能配合动作做深长吸气。

②“朝山望月”动作是一组“慢吸—快呼—慢吸”的呼吸法，呼吸的节律把握不好，感到呼吸不协调。

【纠正方法】

①自然站立时，先试着用一只手按压腹部，有意识地配合收腹，同时配合呼气。一次将气呼完，然后放松，自然吸气。

②练习开合动作时，要有意识地配合呼吸节奏。双臂分开、双臂合抱的速度可自行调整，并随着动作速度调整呼吸速度。

【养生功效】

①对内脏疾患以及便秘、腰腿痛、高血压等能起到一定的缓解作用。

②对腰、腿部软组织损伤、弯腰不便，脊柱侧弯，腿部酸痛麻木及屈伸不利等有较好的辅助疗效。

第二式　调理气血

【歌诀】

双手抱拳意守丹；抱圆守一静气站；
风摆杨柳调气血；下摆深吸仰呼短。

1. 抱圆守一

【动作图解】

同“起势”中的“抱圆守一”。（图 3–48~图 3–55）

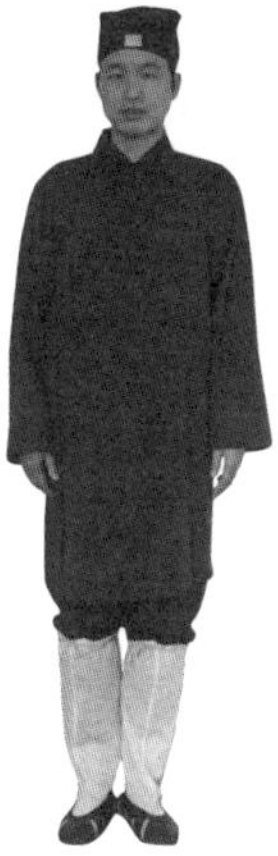

图 3-48

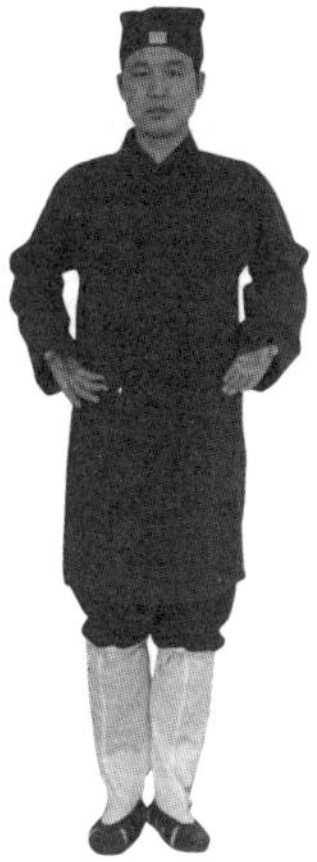

图 3-49

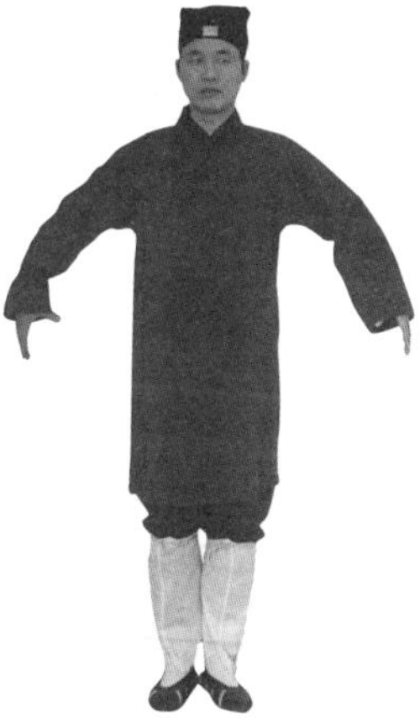

图 3-50

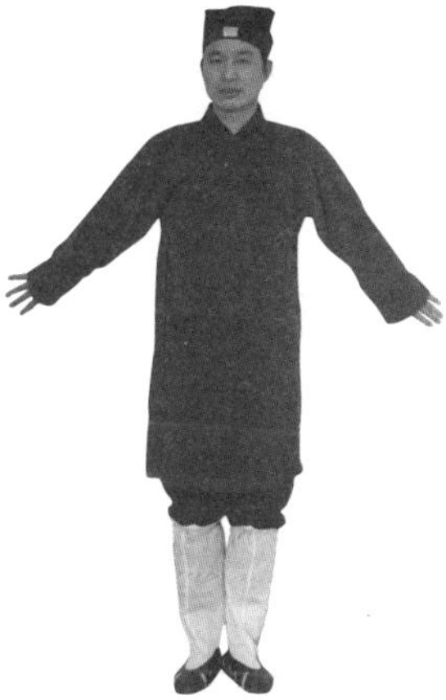

图 3-51

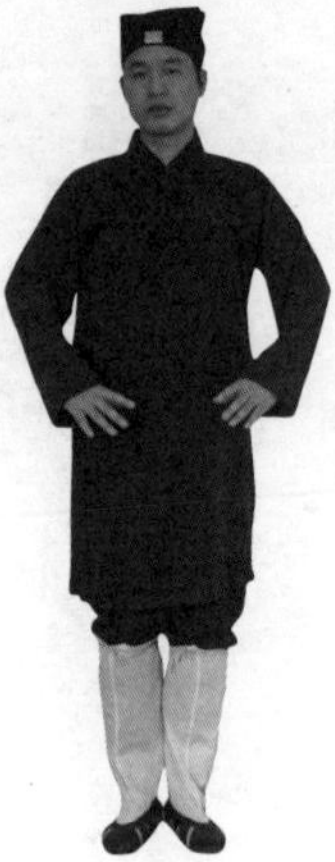

图 3–52

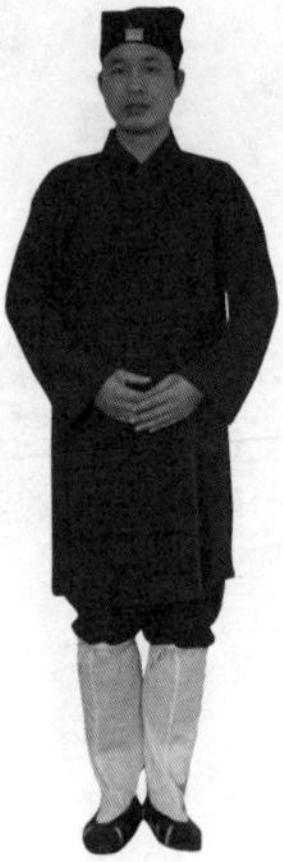

图 3–53

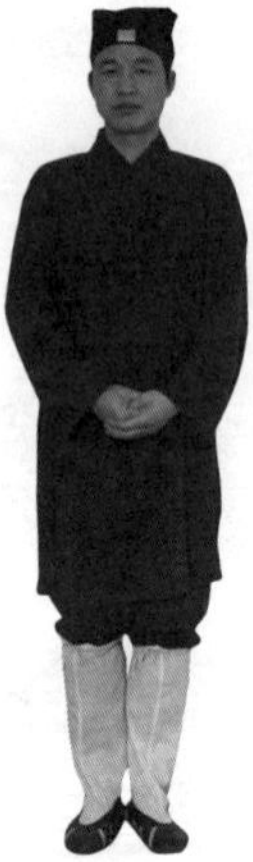

图 3–54

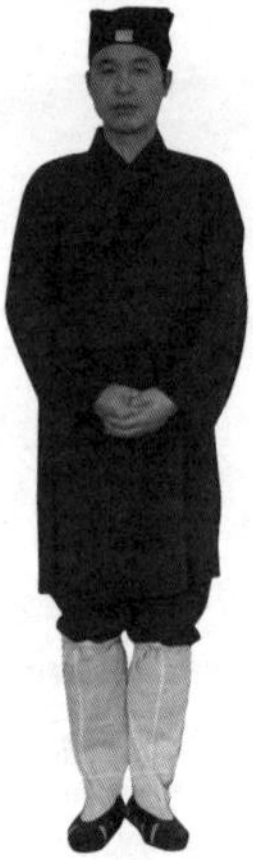

图 3–55

2. 风摆杨柳

【动作图解】

（分左右势练习，以左势为例）

①接上动不停。用鼻子吸气，双臂自体侧慢慢上抬，双掌

心向上，再慢慢合于头顶上方，双手掌心遥遥相对，至此气吸满。（图 3–56）

②接上动不停。用鼻子呼气；同时，两掌翻掌下按，掌心向下。双手慢慢下落至腹前，下落的同时徐徐呼气。（图 3–57、图 3–58）

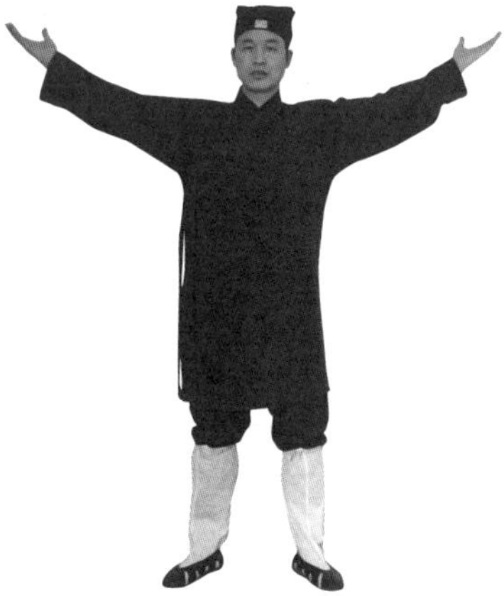

图 3–56

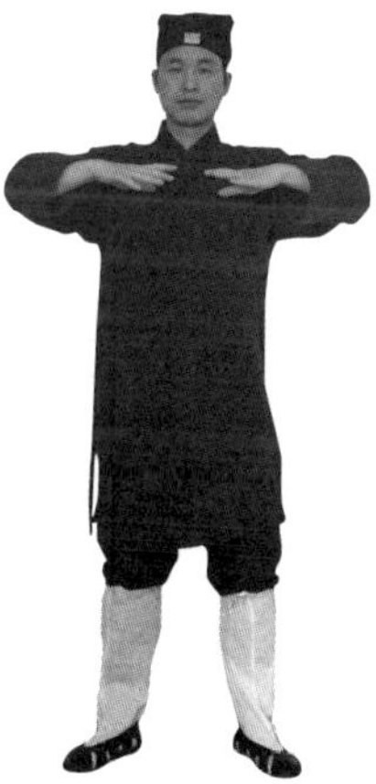

图 3–57

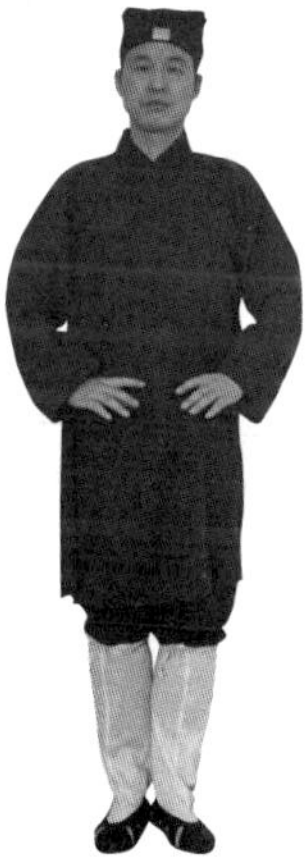

图 3–58

③接上动不停。腰部放松，身体自然向前、向下前屈弯腰；两臂完全放松随身体前屈，尽量双掌触地；同时口闭，用鼻孔短促喷气。（图 3–59、图 3–59 附图）

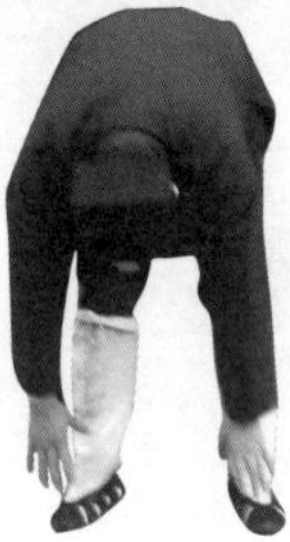
图 3–59

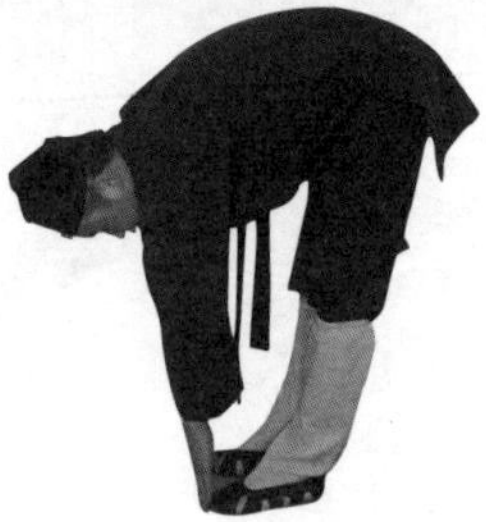
图 3–59 附图

④接上动不停。身体向左侧上方摆臂转体；同时，用鼻孔缓缓吸气。（图 3–60~图 3–62）

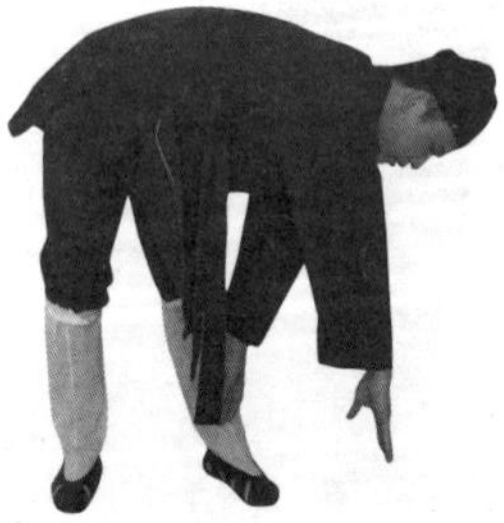
图 3–60

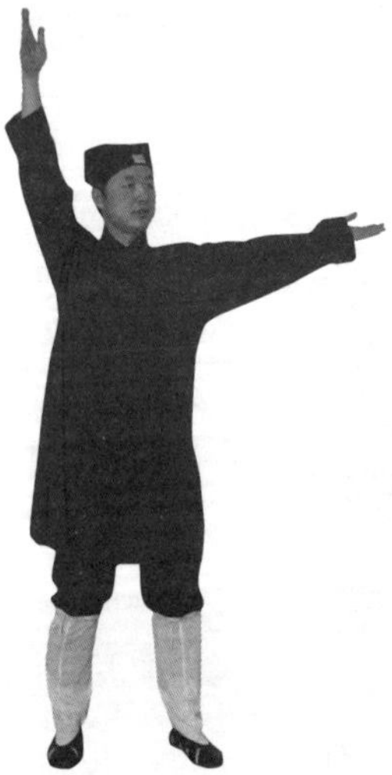
图 3–61

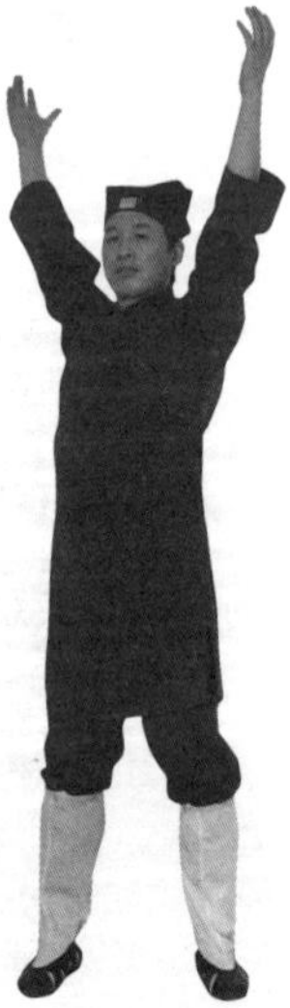
图 3–62

⑤接上动不停。身体继续向右转，双臂直立上举，头后仰，然后双臂不动，身体慢慢向右转动。鼻孔缓缓吸气。（图3-63）

⑥接上动不停。双臂不动，身体向右转到不能转动时，再向左转到正面；同时，鼻孔缓缓吸气，吸到不能再吸气时，闭气片刻。（图3-64）

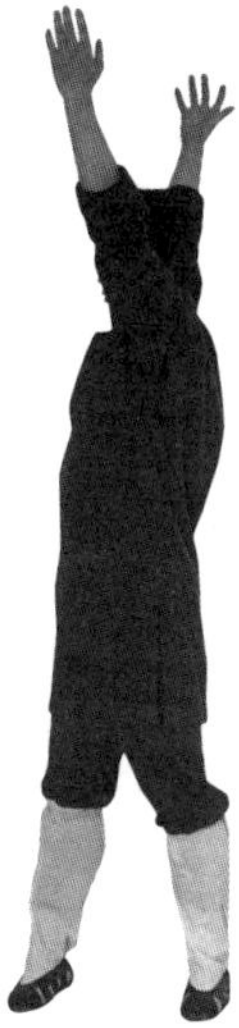

图3-63

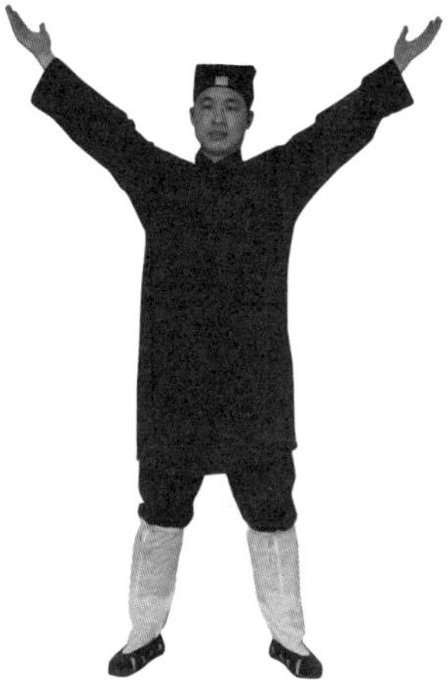

图3-64

⑦接上动不停。两鼻孔短促喷气；同时，两脚跟随喷气抬起，双手向上方自然上伸，头后仰。（图3-65）

⑧接上动不停。身体继续向右转，转至不能转动时（图3-66），双臂放松，由右上方缓缓向身体前下方下落；同时，伴随着鼻孔缓缓吸气；至不能再吸时，突然用鼻腔短促喷气，使放松的双手突然触地。（图3-67、图3-67附图）

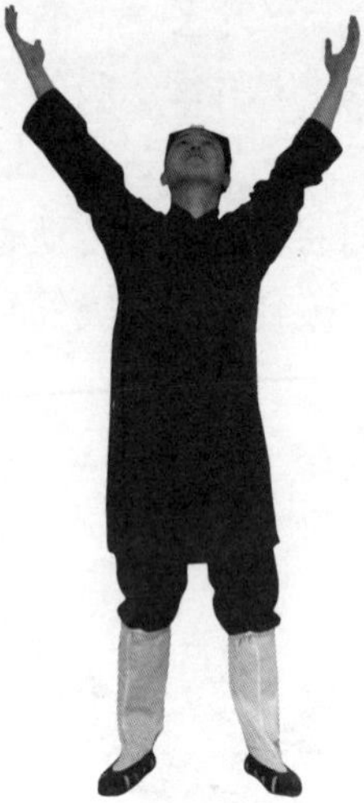

图 3–65

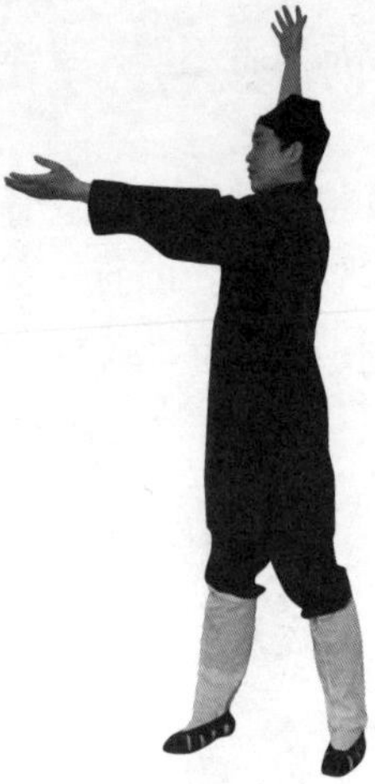

图 3–66

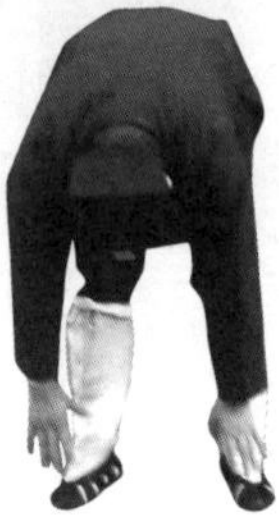

图 3–67

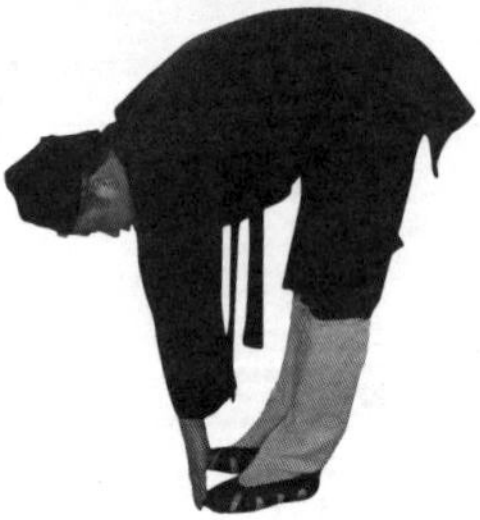

图 3–67 附图

右边练完再向左摆臂转体，重复上述动作 3 次或 6 次或 9 次。

⑨右势动作及呼吸方法与左势相同。唯方向相反。（图 3–68~图 3–77）

左边练完再向右摆臂转体，重复上述动作 3 次或 6 次或 9 次。

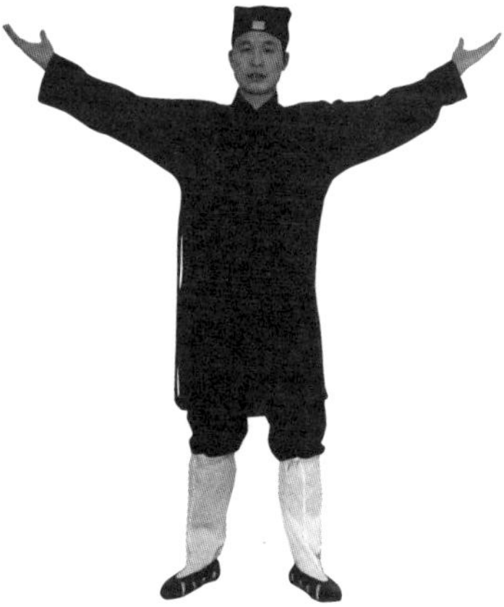
图 3-68

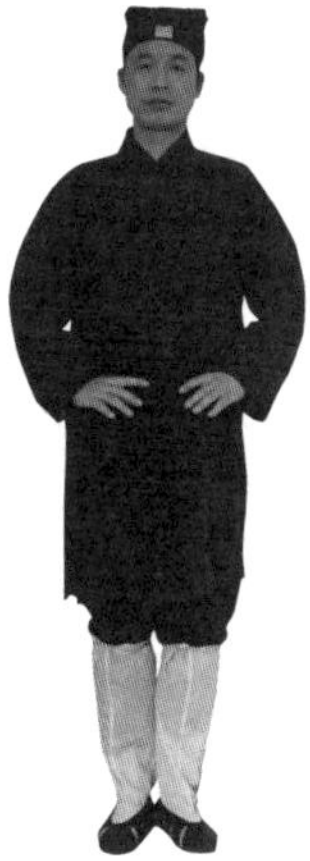
图 3-69

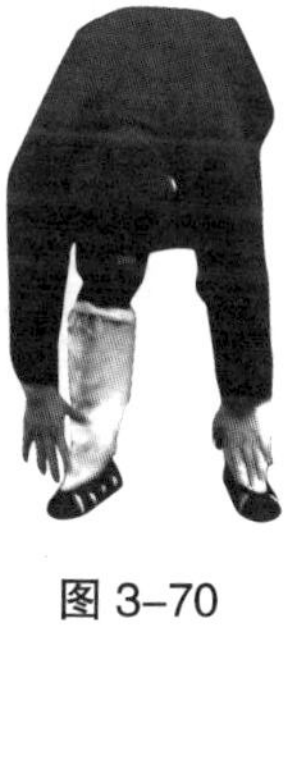
图 3-70

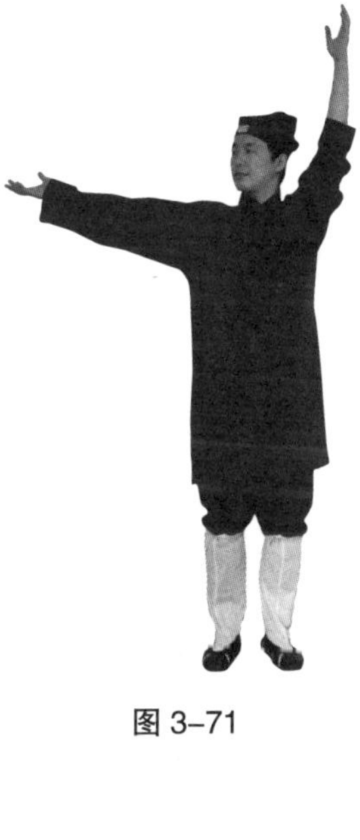
图 3-71

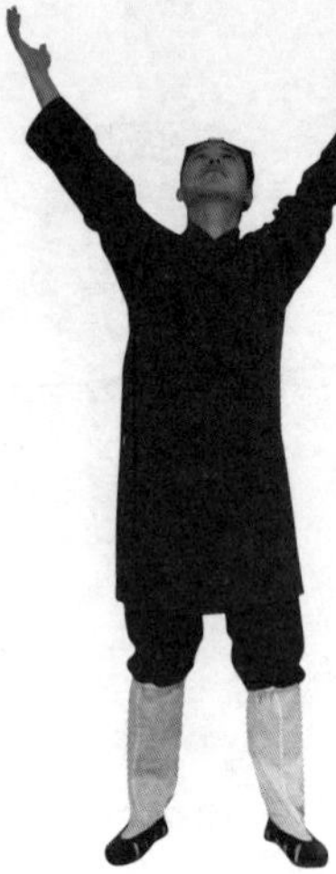

图 3-72

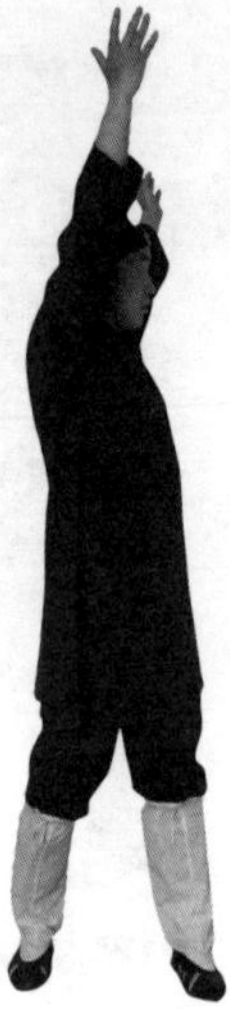

图 3-73

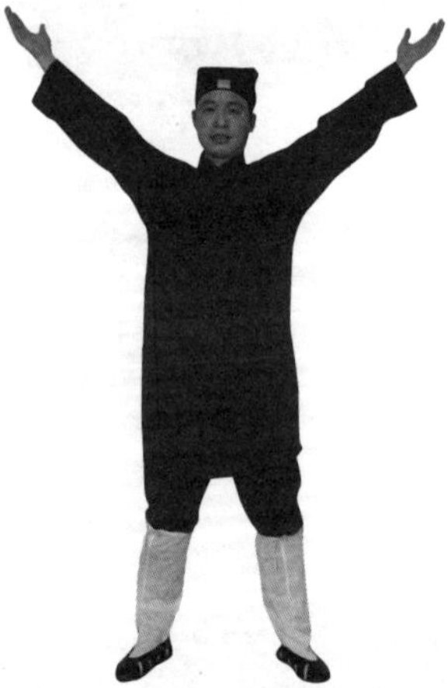

图 3-74

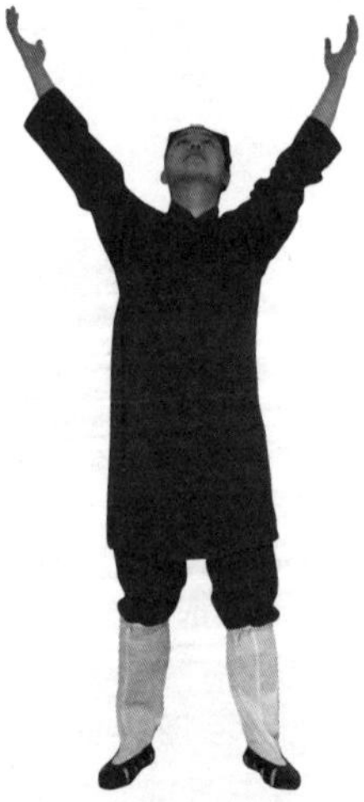

图 3-75

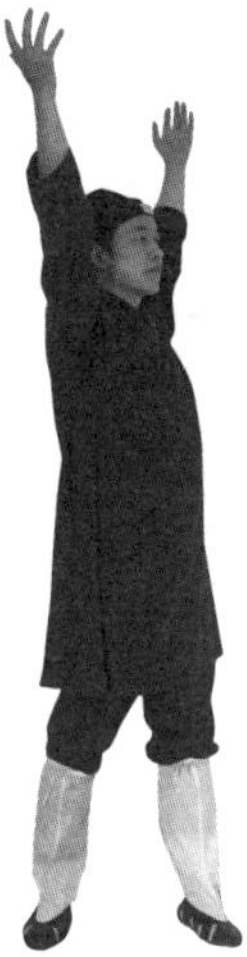

图 3–76

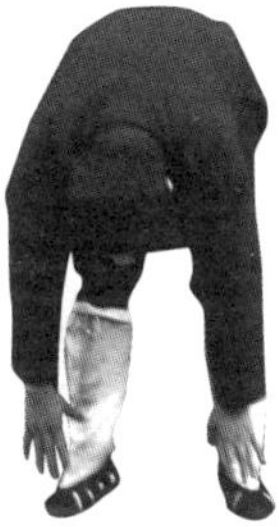

图 3–77

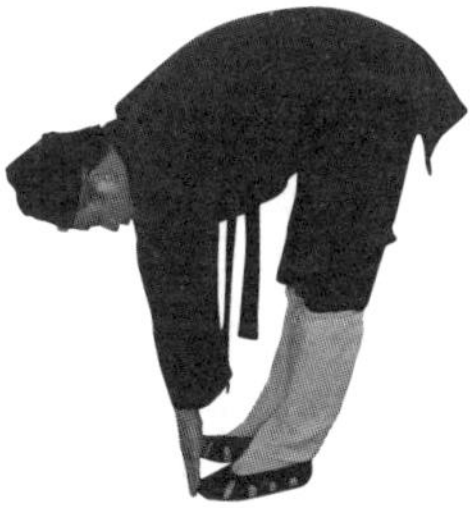

图 3–77 附图

3. 按掌平气

【动作图解】

①接上动不停。用鼻子吸气，双臂自体侧慢慢上抬，双掌心向上，再慢慢合于头顶上方，双手掌心遥遥相对，至此气吸满。（图 3–78）

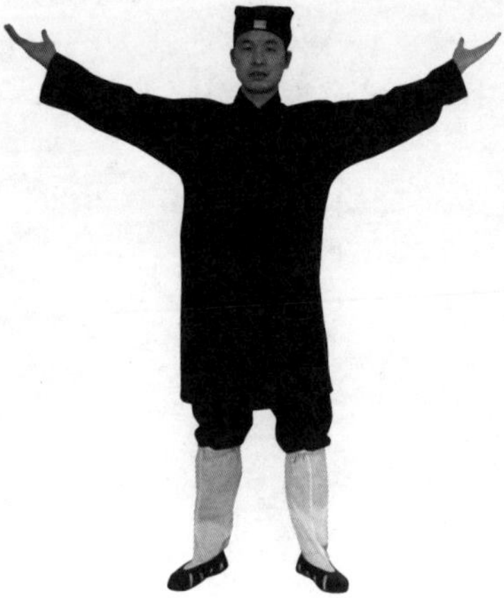

图 3-78

②接上动不停。用鼻子呼气；同时，两掌翻掌下按，掌心向下。双手慢慢下落至腹前，呼气结束。（图 3-79、图 3-80）

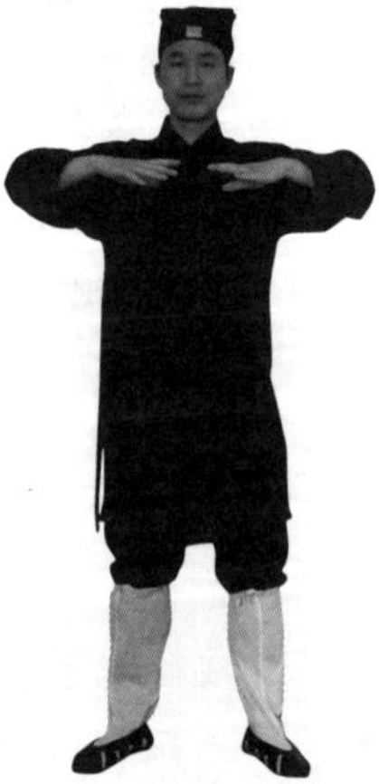

图 3-79

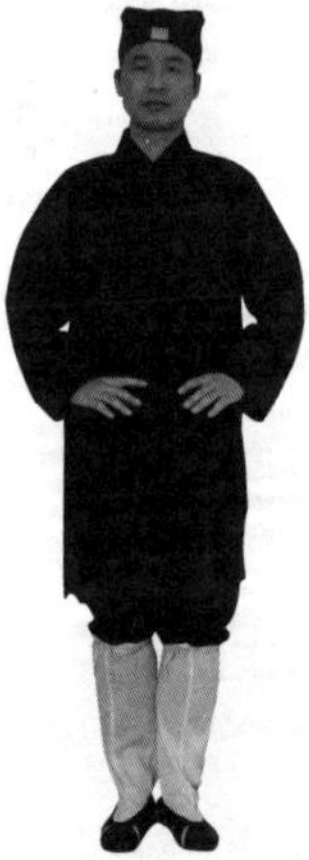

图 3-80

③接上动不停。收左脚至右脚内侧，自然站立，两手自然放于身体两侧。（图 3-81）

如此重复 3 次。

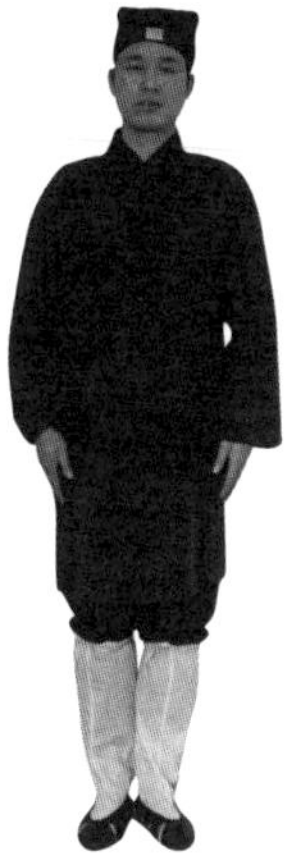

图 3-81

【吐纳方法】

①“抱圆守一”为功前调息动作。同“起势”中“抱圆守一”的吐纳方法。

②“风摆杨柳”是一组“长吸短呼”的呼吸吐纳方法。在运功的过程中，全身放松，在动作起伏、转体时，用鼻吸气，而且要求细、长、慢、匀，待气吸满后，动作同时到位定型；当弯腰上体向前、向下时，腰部、上体放松，靠弯腰时挤压腹部将体内之气从鼻孔快速喷出。

③“按掌平气”是一组全身心调理动作。同第一式“疏筋活脉”中的吐纳方法。

【练习提示】

①整组动作要随呼吸的节奏快慢来调整动作的速度。一般来说，吸气舒缓；喷气短促。

②习练次数可多可少，随身体素质而自主决定。

③通常情况下，每组动作左右势练习都不低于3次。

【易犯错误】

①“长吸短呼”的呼吸吐纳方法，掌握不好。特别是短呼气时，前弯腰靠腹压的作用，快速、短促喷气，常常由于方法不当，做得软弱无力。

②起身转腰时，不能够按照要求左旋右转或右旋左转，不能做到较长时间的吸气。

【纠正方法】

①做单式喷气训练。自然吸一口气，突然收腹，同时用鼻子短促喷气。一喷即松，一松即吸气。吸气可慢并且持续时间可稍长。

②要求动作准确、规范。多做模仿训练。条件允许的，可以不断请教练进行纠正。

【养生功效】

①对自我调理气血流畅有帮助。

②对跌打损伤沉淤者，有自然辅助疗养功效。

③腰部的侧转，使脊椎充分旋转，可增强腰部肌肉力量，也可防止腰部的脂肪堆积。

④“腰为肾之府”。尾闾运转，可起到强腰补肾、强筋健骨的自我保健功用。

第三式　清神益筋

【歌诀】

抱圆守一静气站；摇橹贵在双掌按；

上下三次纳一气；一按一喷走连环。

1. 抱圆守一

【动作图解】

同“起势”中“抱圆守一”。（图 3–82~图 3–89）

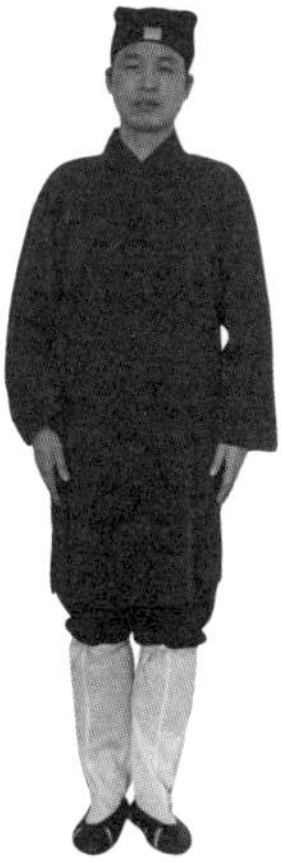

图 3–82

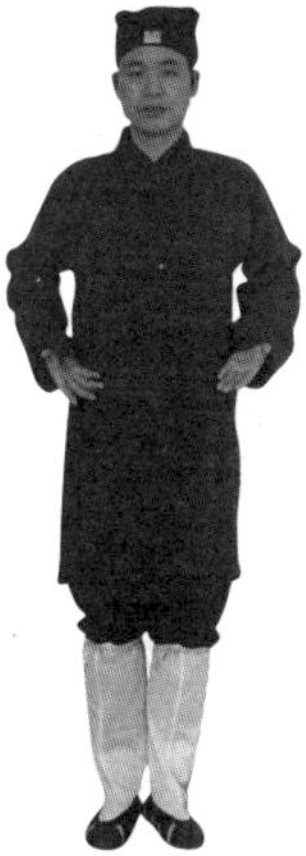

图 3–83

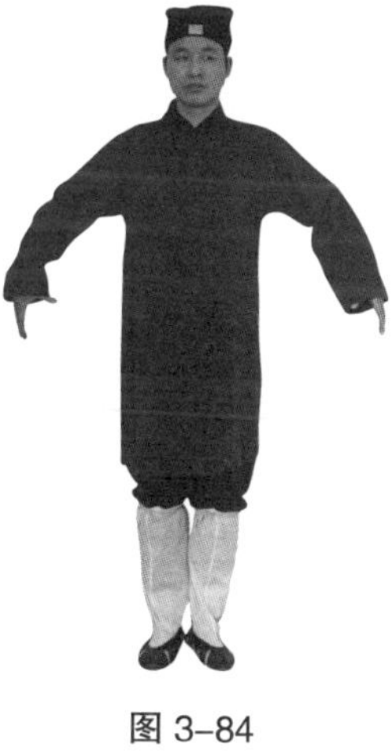

图 3–84

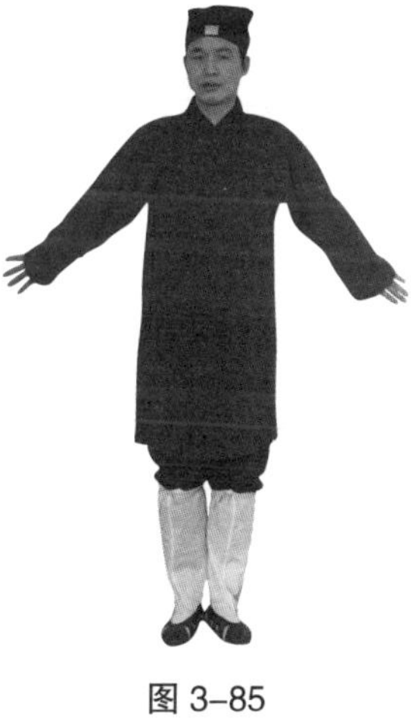

图 3–85

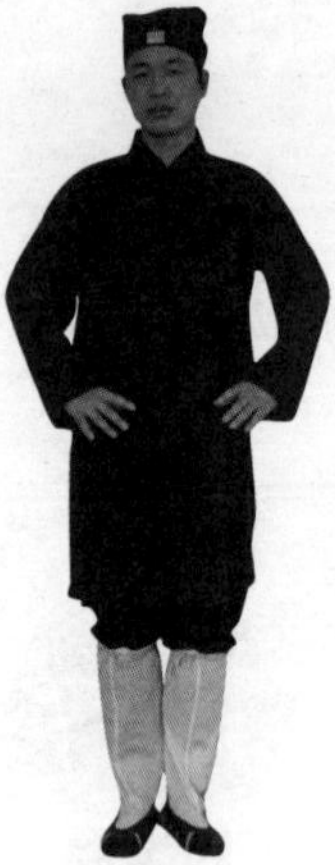

图 3–86

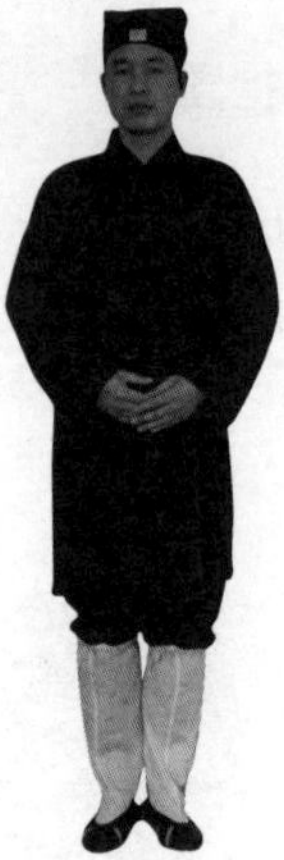

图 3–87

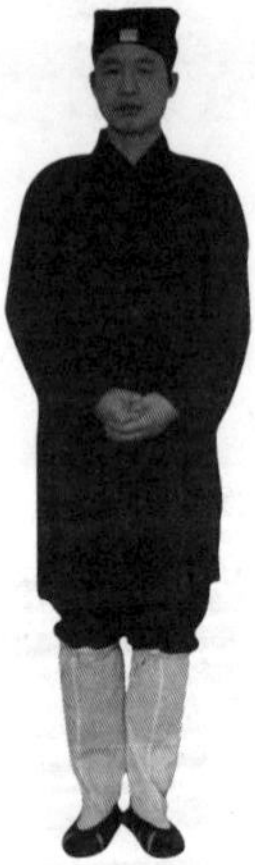

图 3–88

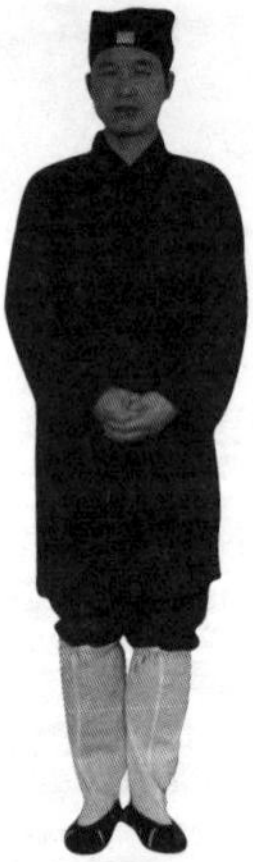

图 3–89

2. 渔翁摇橹

【动作图解】

①接上动不停。两臂向身体两侧平举。（图 3–90）

②接上动不停。继续向上举至头顶上部；然后，徐徐翻掌下按。（图 3–91）

如此重复呼吸 3 次。

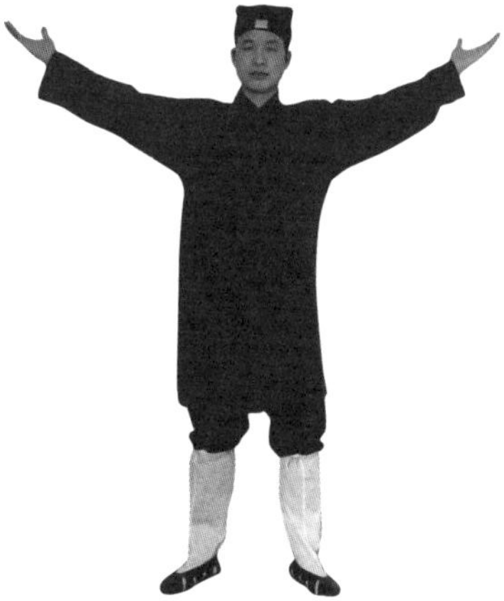

图 3–90

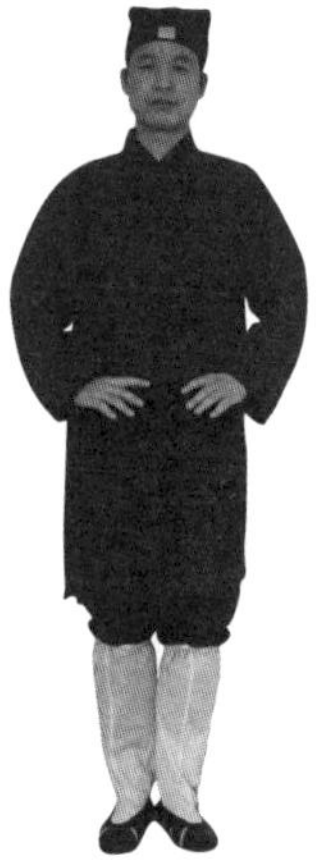

图 3–91

（以下分左、右势练习，以右势为例）

③接上动不停。身体右转，同时右掌变拳屈臂向腰中回拉，拳心向上，左掌变拳随转体向下按压，拳心向下。（图 3–92）

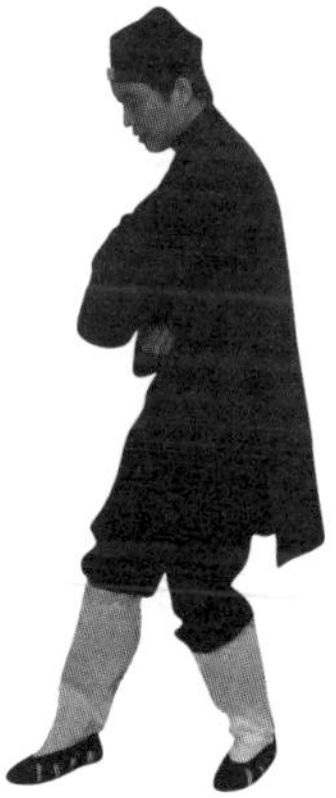

图 3–92

④接上动不停。身体左转，同时左拳屈臂向腰中回拉，变拳心向上，右掌随转体向下按，变拳心向下。（图 3–93）

⑤接上动不停，身体再向右转，同时右拳屈臂向腰中回拉，变拳心向上，左拳随转体向下按，变拳心向下，同时身体随吸气上浮，两脚跟离地。（图 3–94）

⑥接上动不停。身体转正，同时左拳屈臂向腰中回拉，变拳心向上，右拳随体转用力向下按压，变拳心向下同时用鼻腔快速喷气，身体下沉，两脚跟落地。（图 3–95）

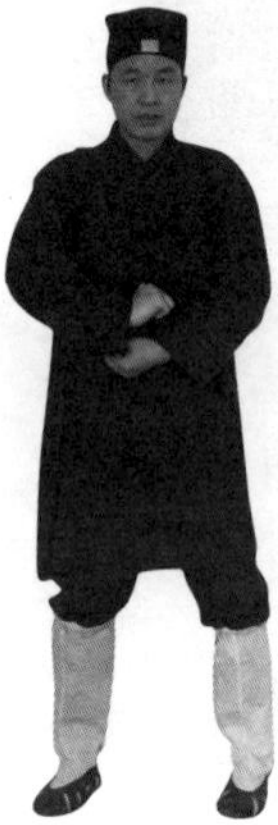

图 3–93

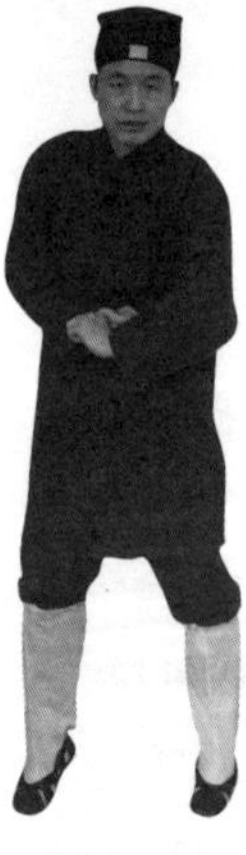

图 3–94

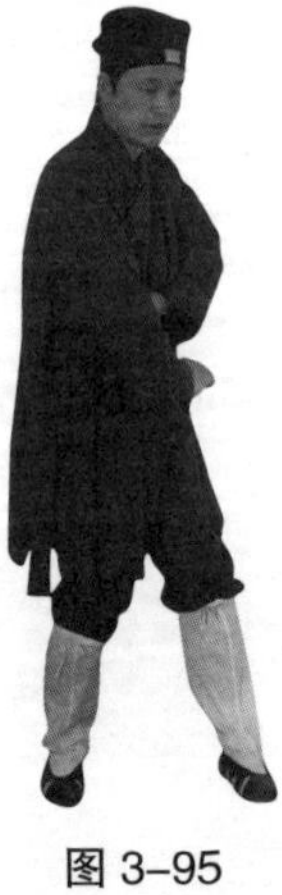

图 3–95

⑦接上动不停。身体右转，同时微闭气，随之轻抬两脚跟。（图 3–96）

⑧接上动不停。右拳屈臂向腰中回拉，变拳心向上，同时左拳随转体用力向下按压，变拳心向下。（图 3–97）

⑨接上动不停。身体左转，同时微闭气，随之轻抬双脚跟。（图 3–98）

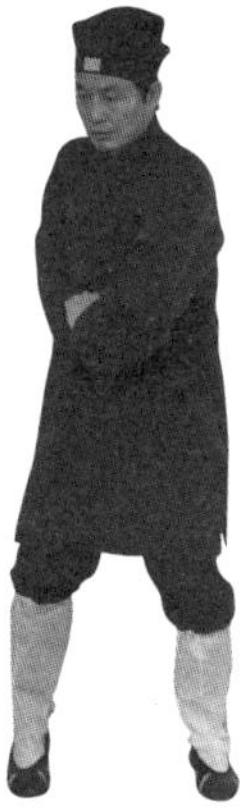

图 3–96

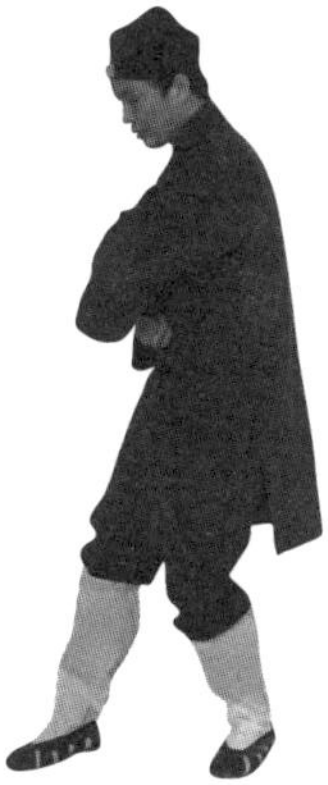

图 3–97

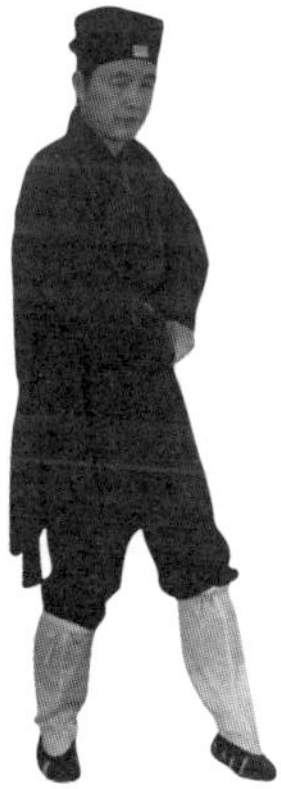

图 3–98

⑩接上动不停。左拳屈臂向腰中回拉，变拳心向上；同时，右拳随转体用力向下按压，变拳心向下。（图 3–99）

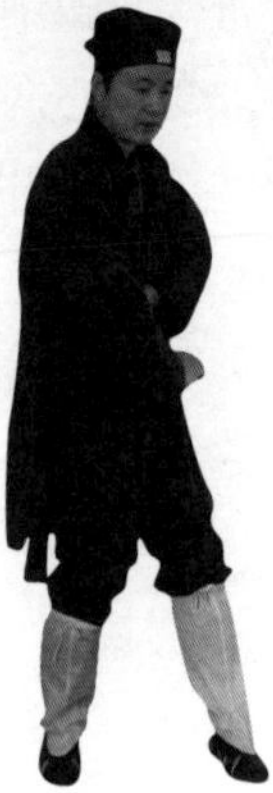

图 3–99

3. 按掌平气

【动作图解】

同第二式“调理气血”中“按掌平气”（图 3–100~图 3–103）。

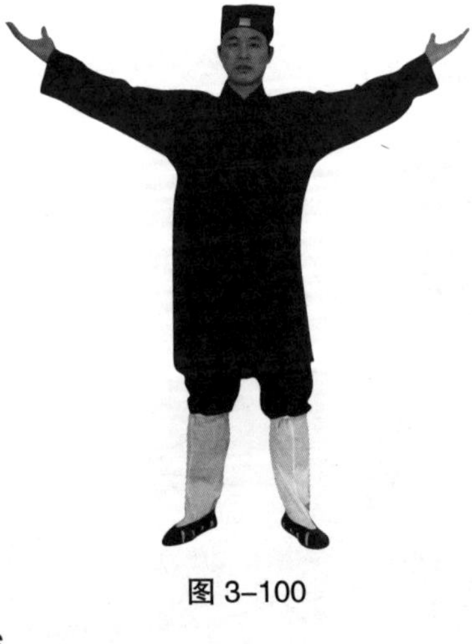

图 3–100

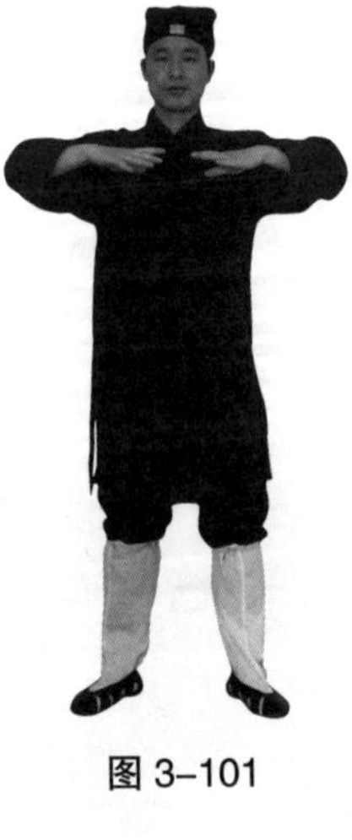

图 3–101

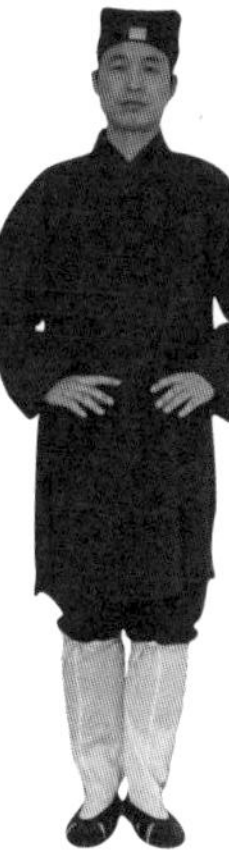

图 3–102

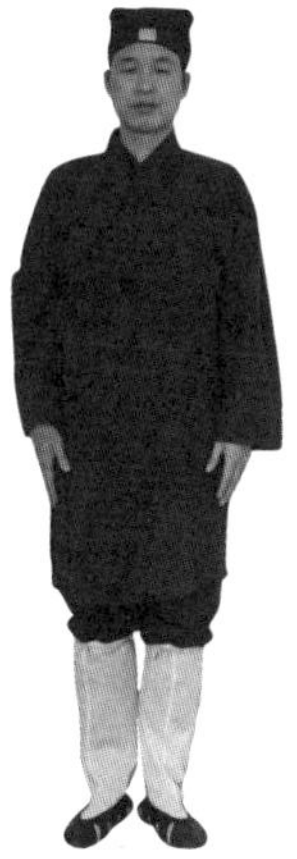

图 3–103

这一组动作重复做 3 次。

【吐纳方法】

①“抱圆守一”为功前调息动作。同“起势”中“抱圆守一”的吐纳方法。

②“渔翁摇橹”是一组“长吸短呼”又是“一吸三呼”的呼吸吐纳方法。通常情况下，吸气舒缓；呼气速度相对加快并短促有力。此为呼吸吐纳特色所在。动作图解①②整组动作要随呼吸的节奏快慢来调整动作的速度。③④⑤这一组动作过程，用鼻吸气一次；⑥⑦⑧⑨⑩这一组动作过程，用鼻喷气三次。③④⑤⑥⑦⑧⑨⑩整组动作要随呼吸的快慢节奏来调整动作的速度。

③“按掌平气”是一组全身心调理动作。同第一式“疏筋活脉”中的吐纳方法。

【练习提示】

①“渔翁摇橹”左势与右势动作、呼吸方法相同，仅仅是

左、右手或拳或掌的变化不同。

习练次数可多可少，随身体素质而自主决定。一般个人训练，以一个呼吸为 1 次，3 次为度。

②吸气时一定要实胸收腹，脚跟随之抬起，然后合全身力量下压，脚跟跺地，急速呼气，气沉丹田。

③动作重复 3 次，即深吸一口气，分 3 次喷出。

【易犯错误】

①呼吸方法不当。初期练习时，做不到“一吸三呼”。一般“一吸二呼”时，气已经呼完，并且出气无力。

②做“渔翁摇橹”吸气配套动作时，做不到左右转腰，造成吸气不够充足。

③做“渔翁摇橹”吸气配套动作时，两拳的缠转速度把握不好，速度过快，也会造成吸气不足。

④做“渔翁摇橹”吸气配套动作时，两拳的缠转不协调，吸气不能提肛收腹，含胸拔背，造成吸气时间不够长。呼气时，不能双脚跟同时跺地，喷气气力不足。

【纠正方法】

①单式操练“一吸三呼”吐纳法。

训练时，先不加任何力，自然呼吸，先吸一口气，微闭（1 秒钟即可），随即自然分 3 次呼气。

训练适应之后，逐步加长吸气，微闭（2 秒钟即可），呼气时微加力，分 3 次呼气，呼气时，尽量做到短促有力。

②掌握上述呼吸方法后，吸气时配合两握拳的缠转和左右转腰，促使吸气的时间自然加长，增强肺活量。

③做“渔翁摇橹”吸气配套动作时，两拳缠转吸气的同时，提肛收腹，含胸拔背，以脚掌着地，双脚跟自然抬起，形成武当纯阳门中独特的身型——鹤膝龟背；呼气时，脚跟跺地。

【养生功效】

1. 引气固守下焦，具有健脑清神、益筋强脚之功用。

2. 腰腹转动，双手握拳缠转，引导内气运行，可增强脾胃的运化功能。

3. 喷气收腹，对消化器官进行体内按摩，可防治消化不良、腹胀纳呆，便泌腹泻等症状。

第四式 护膝扶伤

【歌诀】

抱圆守一静气站；周天行气做二遍；
搂膝圆归护关节；呼吸配合双膝旋。

1. 抱圆守一

【动作图解】

动作分解同“起势”中的“抱圆守一”。（图 3–104~图 3–111）

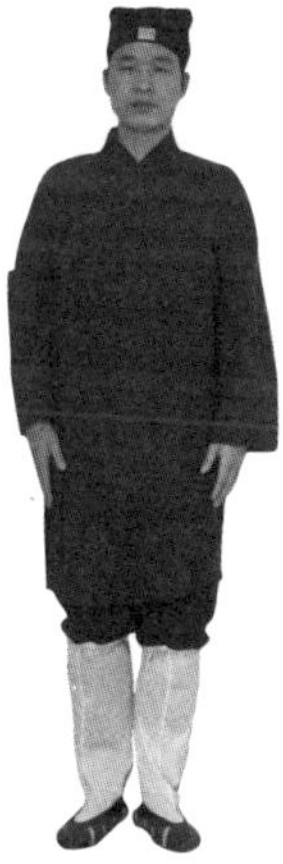

图 3–104

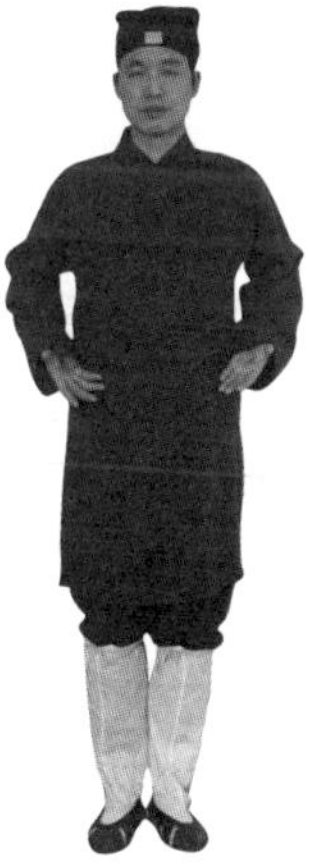

图 3–105

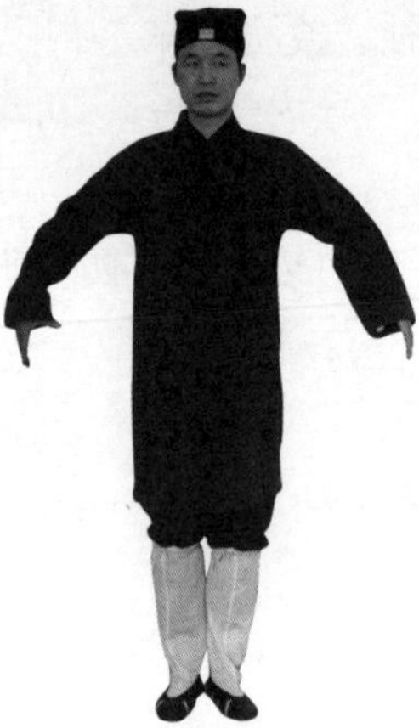

图 3–106

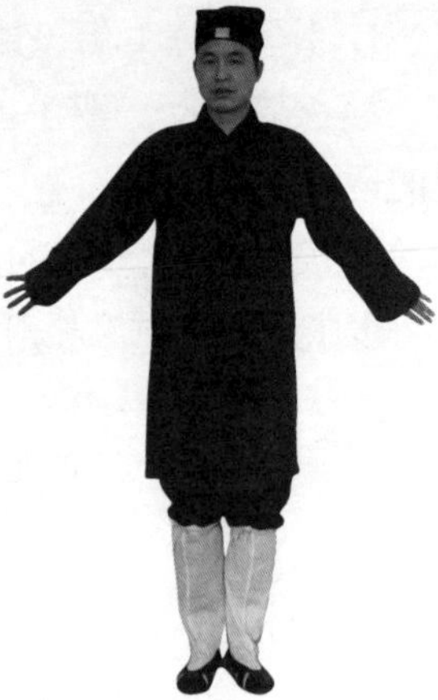

图 3–107

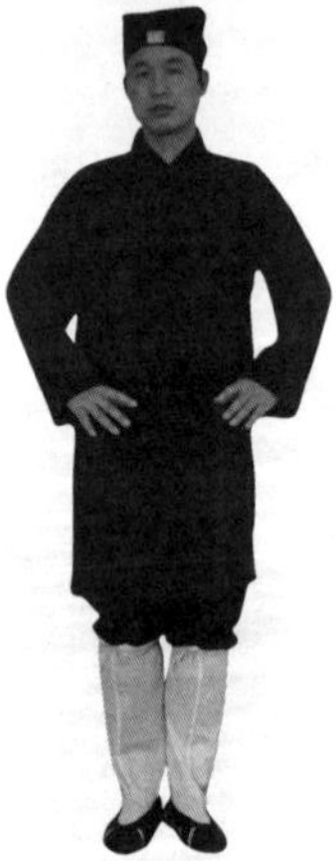

图 3–108

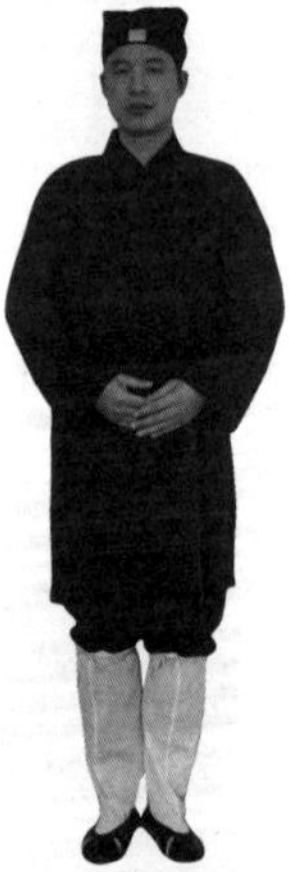

图 3–109

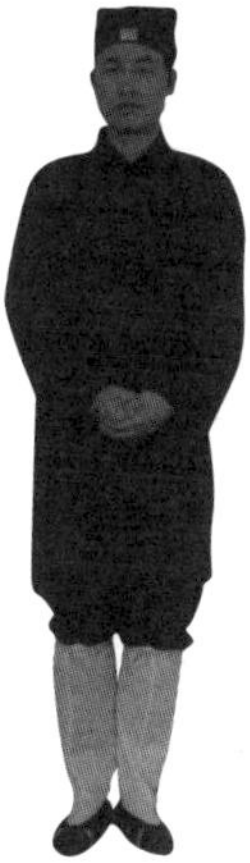

图 3-110

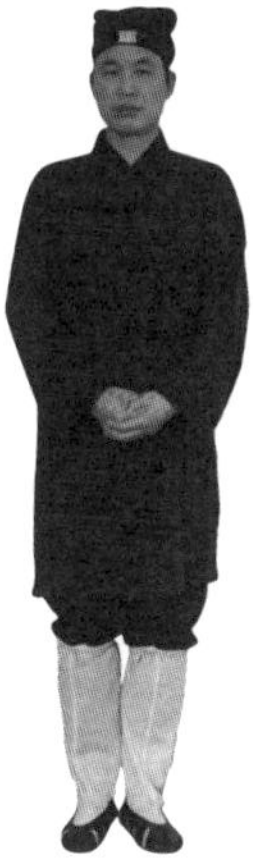

图 3-111

2. 周天行气

【动作图解】

①接上动不停。左脚向左横开半步，与肩同宽或稍宽。鼻吸气，两臂自体侧慢慢上抬，两掌心向上，再慢慢合于头顶上方，两手掌心遥遥相对，至此气吸满。（图 3-112）

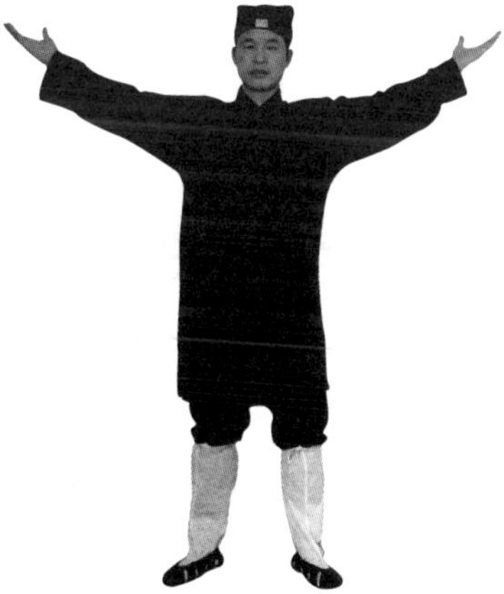

图 3-112

②接上动不停。鼻孔呼气；同时，两掌翻掌下按，掌心向下。两手慢慢下落至腹前，呼气结束。（图 3-113、图 3-114）

③接上动不停。收左脚至右脚内侧，自然站立，两臂自然放于两大腿外侧。（图 3-115）

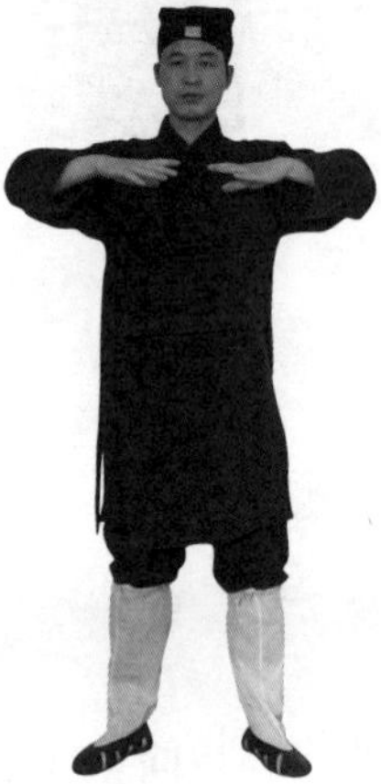

图 3-113

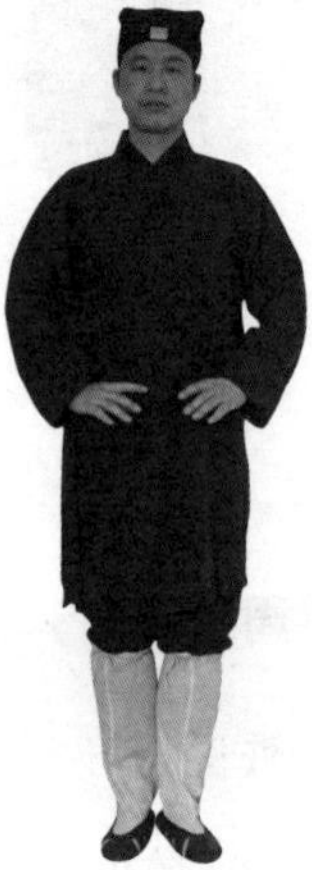

图 3-114

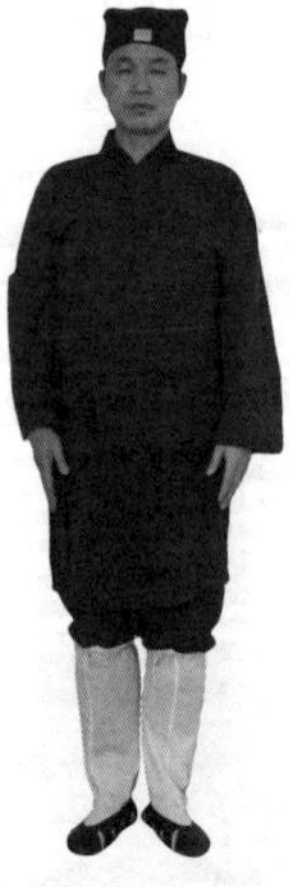

图 3-115

如此重复2次。

3. 搂膝圆归

【动作图解】

①接上动作。身体向前弯曲，两手掌扶按膝关节部位，两腿伸直。（图3-116）

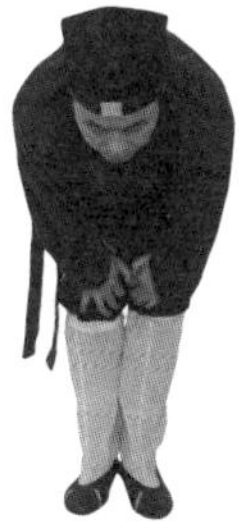

图3-116

②接上动不停。两腿以膝关节为轴，先向左、向前、向右、向后、再向左旋转划圆圈。（图3-117~图3-120）

连续做3次为一组，通常状况最少做3组，多做不限。

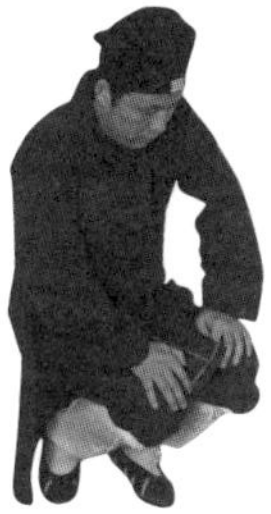

图3-117

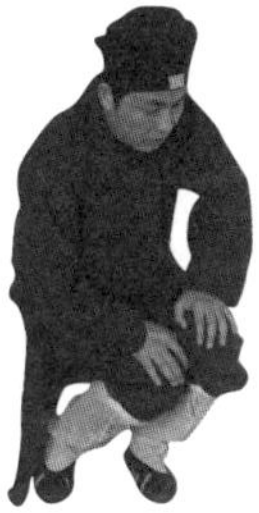

图3-118

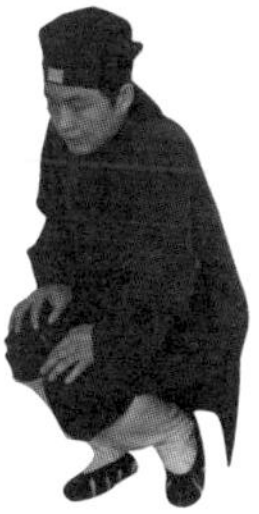

图3-119

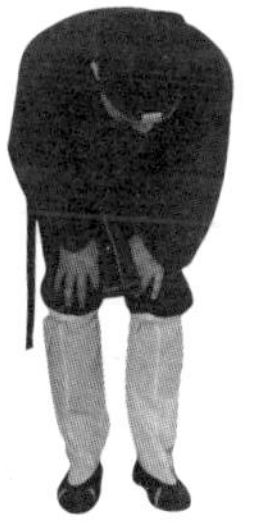

图3-120

③接上动不停。按①②同样的方法，再向反方向按膝划圆。（图 3–121~图 3–123）

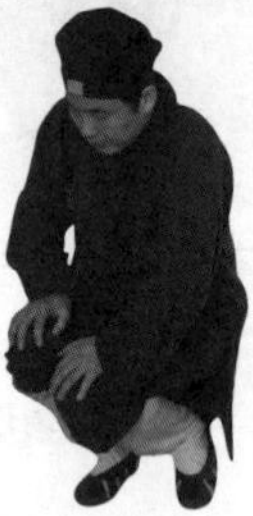

图 3–121

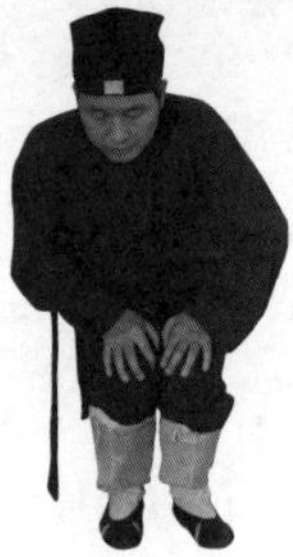

图 3–122

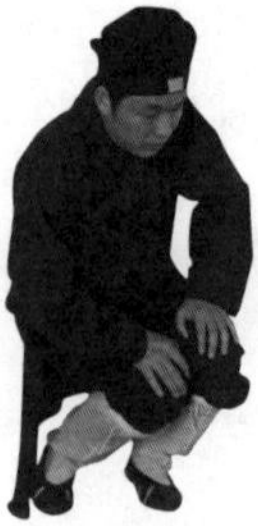

图 3–123

连续做 3 次为一组，通常情况最少做 3 组，多做不限。

④接上动不停。身体向前弯曲，两手掌扶按膝关节部位，两腿伸直。（图 3–124）

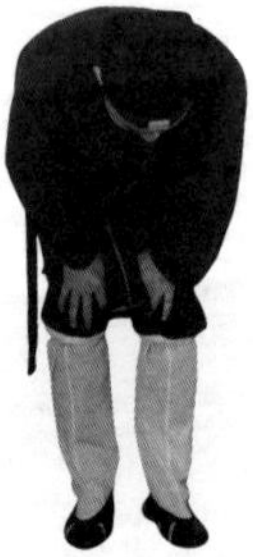

图 3–124

⑤接上动不停。自然蹲下，全脚掌着地，两手掌扶按膝关节部位不变。（图 3–125）

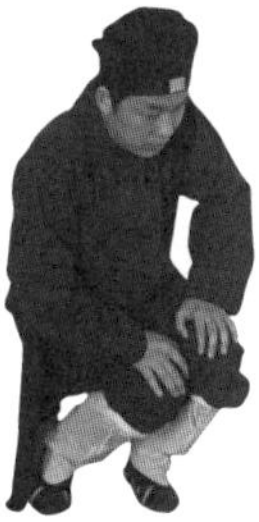

图 3–125

⑥接上动不停。两掌分别按压膝关节；同时，分别先向前、再向外、再向内、向前按膝划弧。（图 3–126~图 3–129）

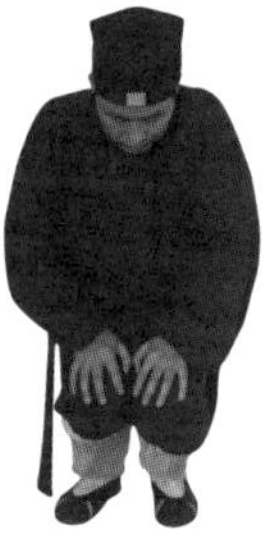

图 3–126

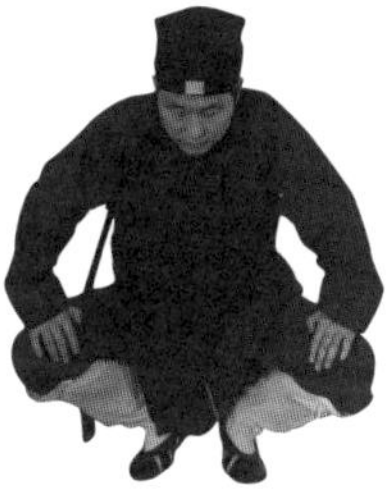

图 3–127

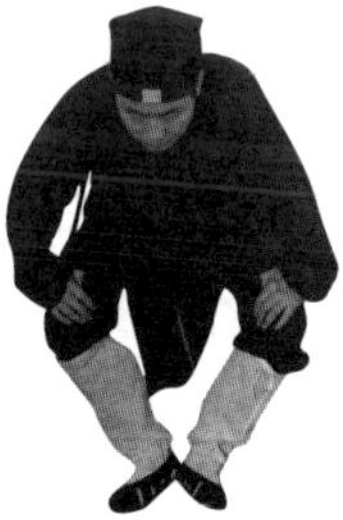

图 3–128

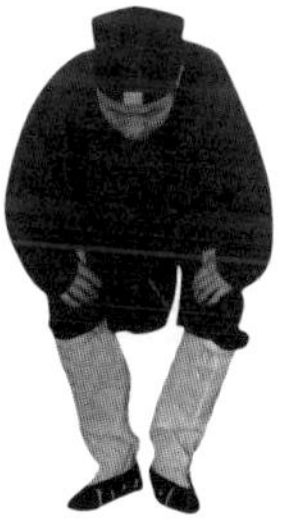

图 3–129

连续做 3 次为一组，通常情况最少做 3 组，多做不限。

⑦接上动不停。两掌分别按压膝关节；同时，再向反方向按膝划圆。（图 3–130~图 3–132）

连续做 3 次为一组，通常情况最少做 3 组，多做不限。

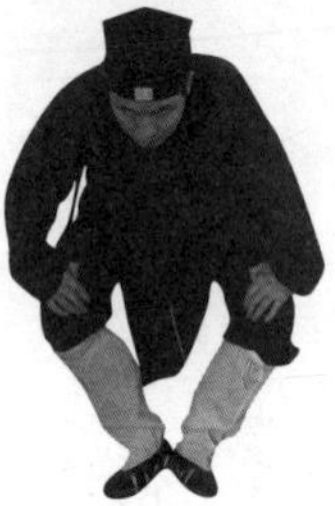

图 3–130

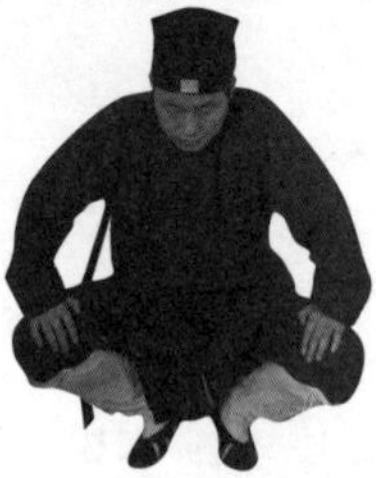

图 3–131

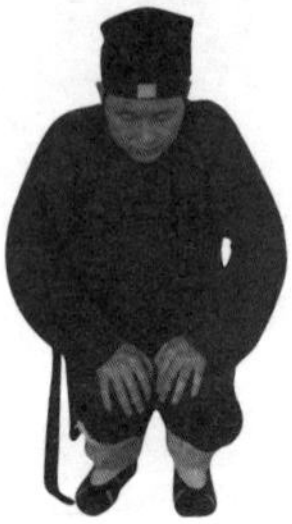

图 3–132

⑧接上动不停。两掌扶膝，两腿直立而起，身体向前弯曲，再缓缓直腰，自然站立。（图 3–133、图 3–134）

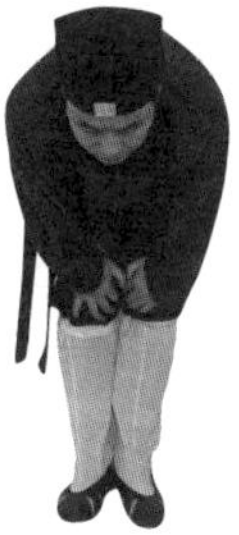

图 3-133

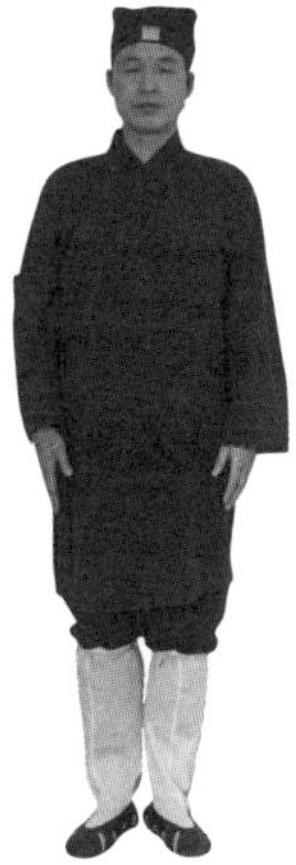

图 3-134

4. 按掌平气

【动作图解】

同第二势“调理气血”中“按掌平气”，这一组动作重复做 3 次。（图 3-135~图 3-138）

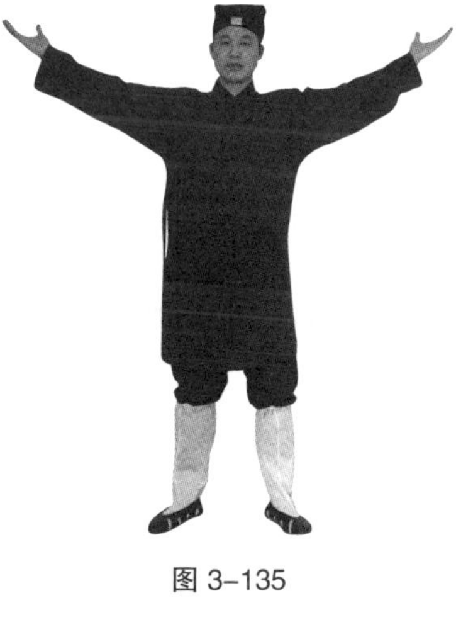

图 3-135

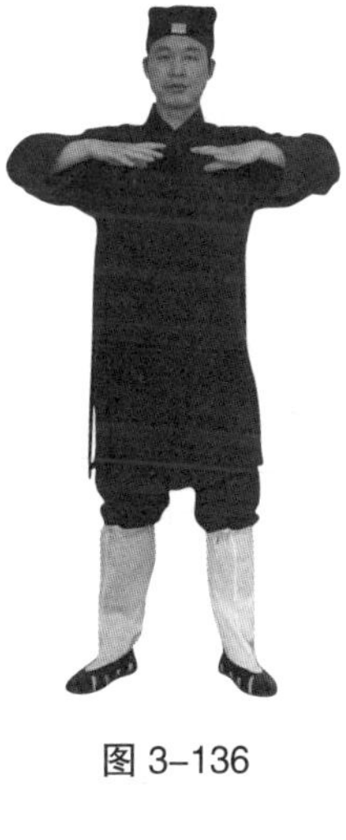

图 3-136

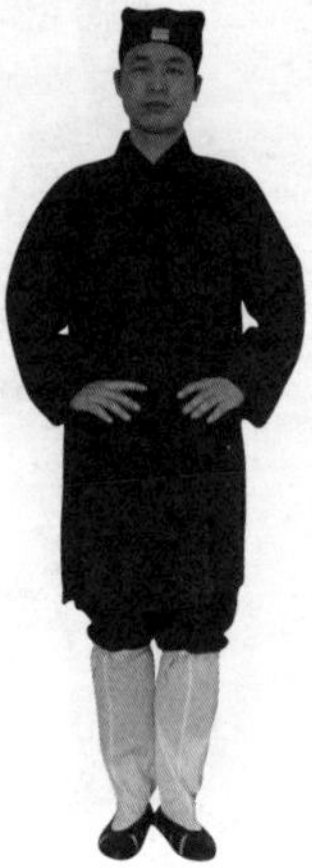

图 3–137

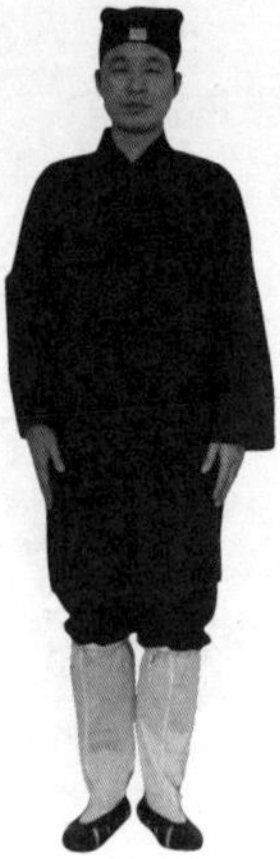

图 3–138

【吐纳方法】

①“抱圆守一”为功前调息动作。同“起势”中“抱圆守一”的吐纳方法。

②“周天行气”是一组慢、长、细、匀的“长吸长呼”呼吸吐纳方法。整组动作要随呼吸的快慢节奏来调整动作的速度。练习过周天功，或道内称“河车运转”的可以在一开一合的动作过程中，使体内气机运行一个小周天。

意念的过程是：随着手臂的开合，同时吸气，意想一股真气从足底的涌泉穴源源不断地吸入并随体后的两腿、后背的膀胱经部位逐步上升，至气呼满时，意想上到百会穴，下到上腭内的“上鹊桥”；然后呼气，意想真气随呼气下行，过咽喉，下到膻中穴，经中脘穴，到气海穴，真气分两支，同时沿两腿面（胃经）下走，最后到足底的涌泉穴，形成一个“周天”。这个过程叫“周天行气”。

“周天行气”与“捧气贯顶”“按掌平气”的异同，在第六章“常见问题解答”中有专门的解答。

③“搂膝圆归”这组动作要随动作的快慢节奏来调整呼吸的速度，一开一合，一呼一吸，自然配合。一般情况，下蹲呼气，起立吸气。整组动作要随动作的快慢节奏来调整呼吸的速度。

【练习提示】

①初步学习“搂膝圆归”这组动作时，手扶按膝关节自左向右划弧 3 次，再自右向左划弧 3 次，然后，前后开合 3 次，后前开合 3 次。

②“搂膝圆归”动作分解练习时，注意动作的协调配合。

【易犯错误】

①下蹲时，蹲不下去。特别是腿部有关节炎等其他疾患或腿筋僵硬的练习者，下蹲吃力，甚至会摔倒。

②下肢无力，两腿螺旋旋转时很吃力，造成旋转幅度不够，影响练功康复效果。

③呼吸与动作配合不协调。

【纠正方法】

①下蹲时，双脚并立，弯腰双手扶住双膝，慢慢做下蹲练习。下蹲时，配合呼气；起身时，双手用力支撑双膝，辅助站立起来，同时呼气。

如此重复练习，腿筋逐步激活、拉长并有力，直至蹲起自如。

②起初练习两腿螺旋旋转动作时，身体微蹲即可。直到动作熟练后，再逐步加大两腿螺旋旋转动作幅度。

如此重复练习就一定会改变现状。

③把握规律，即：下蹲时，配合呼气；起身时，配合吸气；双腿下蹲分开时，配合呼气；双腿合并起身时配合吸气。

如此配合练习，就可以克服呼吸与动作不协调的问题。

【养生功效】

①增强下肢平衡支撑力量，保持腿部气血畅通。

②对膝、踝关节酸痛无力，膝关节髌下脂肪垫劳损及膝关节内外侧副韧带损伤等陈旧性损伤和关节炎等慢性疾病有辅助疗效。

③因髋、膝关节活动不利，下肢屈伸困难而引起的下肢肌肉萎缩及坐骨神经痛等有明显调节作用。

第五式　脉气运行

【歌诀】

运转周天行气缓；自在甩打臂如鞭；

上下七星慢敲拍；吐纳全凭随腰转。

1. 抱圆守一

【动作图解】

同“起势”中的“抱圆守一”。（图 3–139~图 3–146）

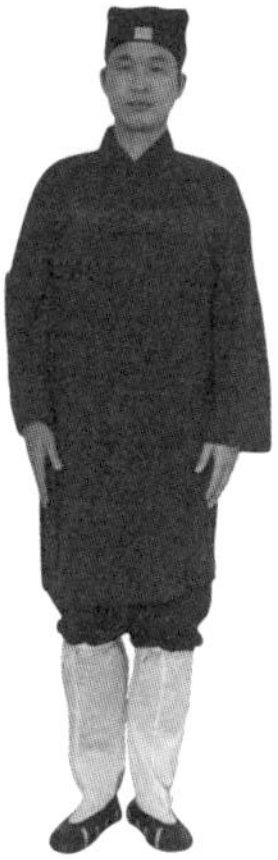

图 3-139

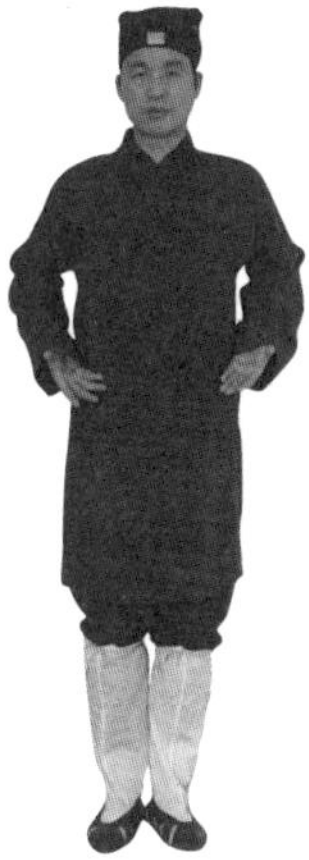

图 3-140

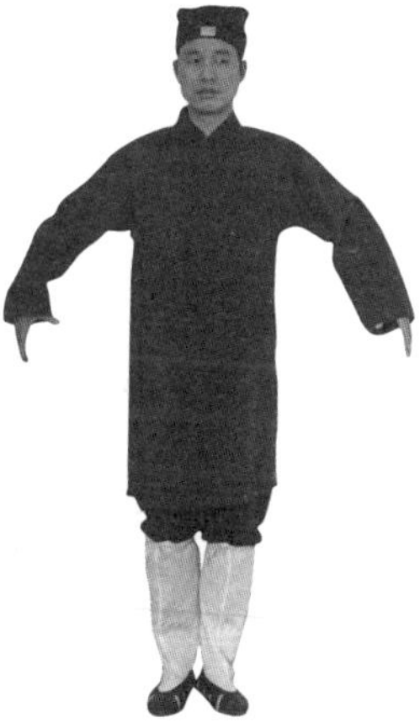

图 3-141

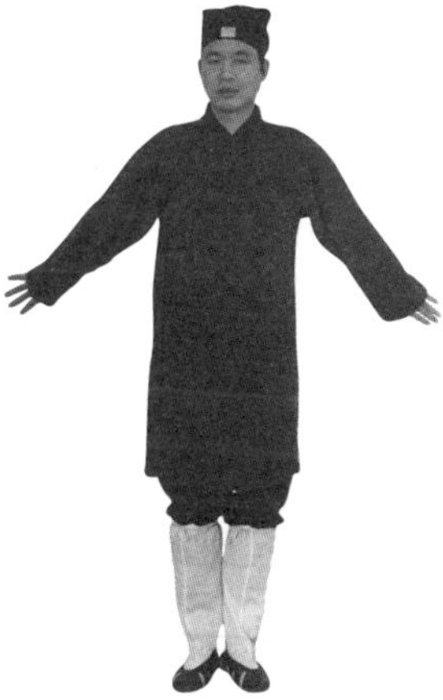

图 3-142

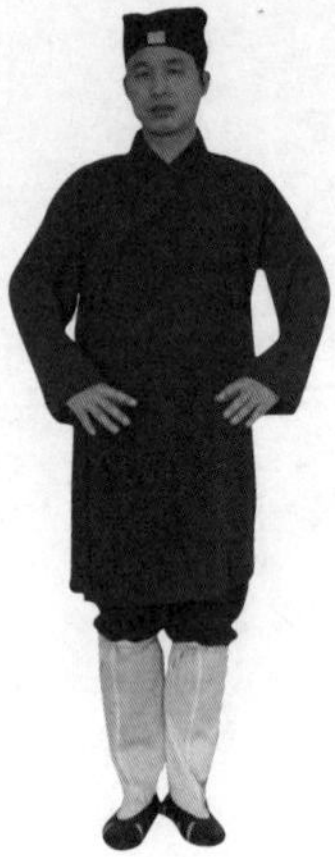
图 3-143

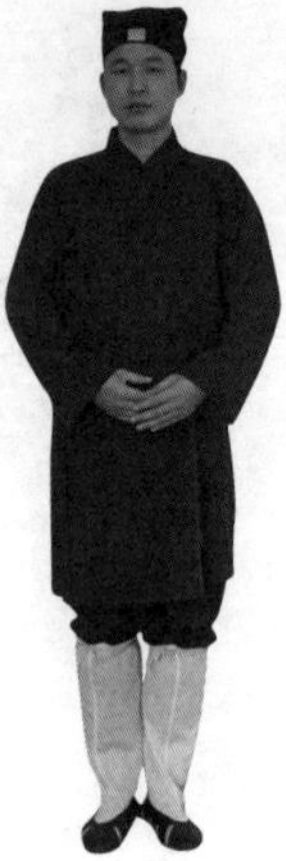
图 3-144

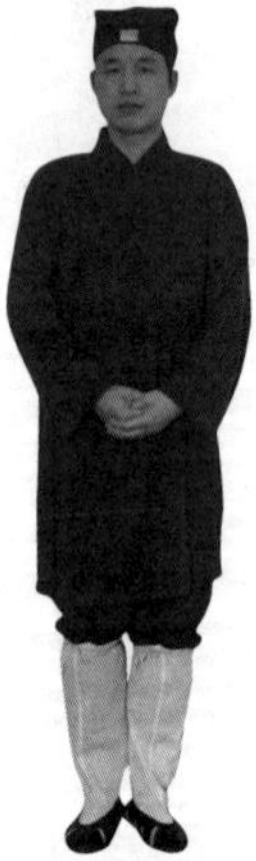
图 3-145

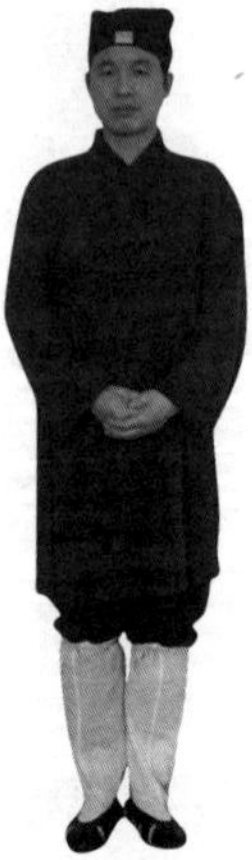
图 3-146

2. 周天行气

【动作图解】

①接上动不停。自然站立，两手自然放于身体外侧。（图3–147）

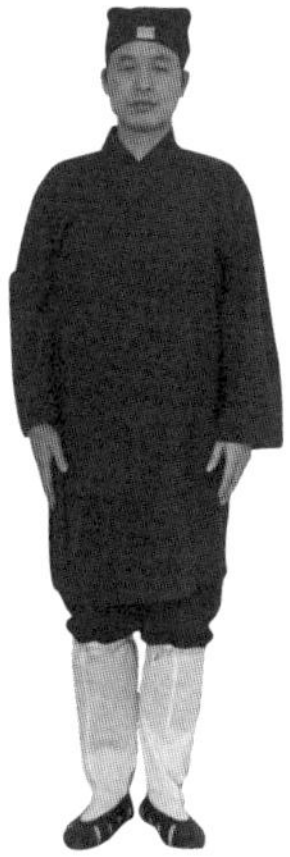

图 3–147

②接上动不停。动作同第四式“护膝扶伤”中的“周天行气”。（图 3–148~图 3–150）

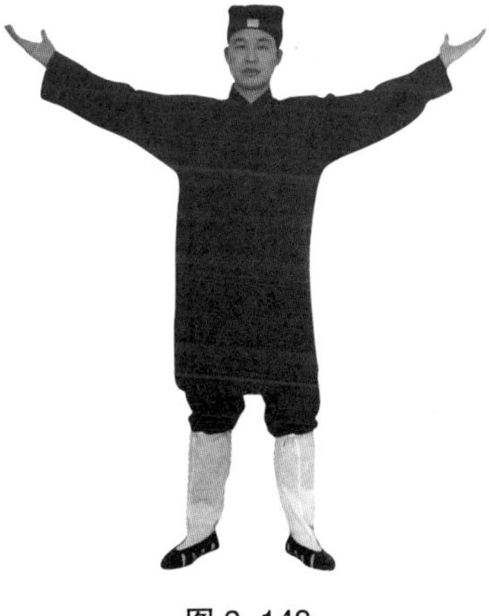

图 3–148

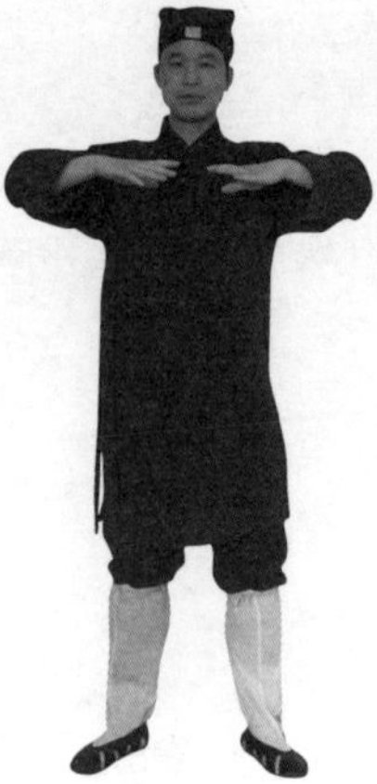

图 3–149

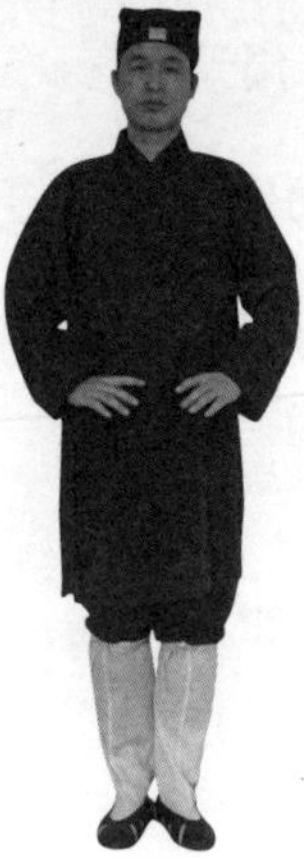

图 3–150

3. 七星排打

【动作图解】

①接上动不停。两臂放松，以腰摆动带动上体左右转体；同时，两掌自然拍打身体前后。（图 3–151）

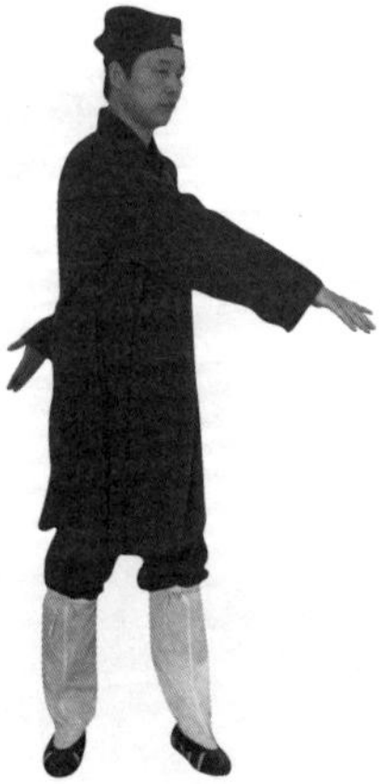

图 3–151

②接上动不停。同时拍打命门穴部位的下丹田（气海穴）。（图 3–152~图 3–154）

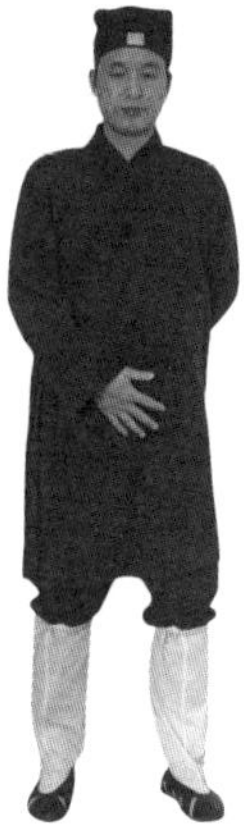

图 3–152

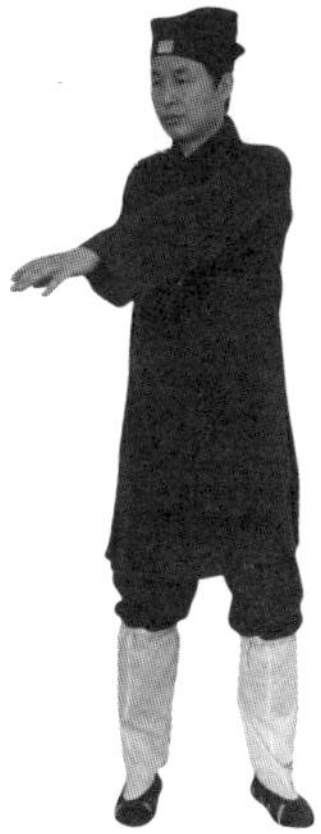

图 3–153

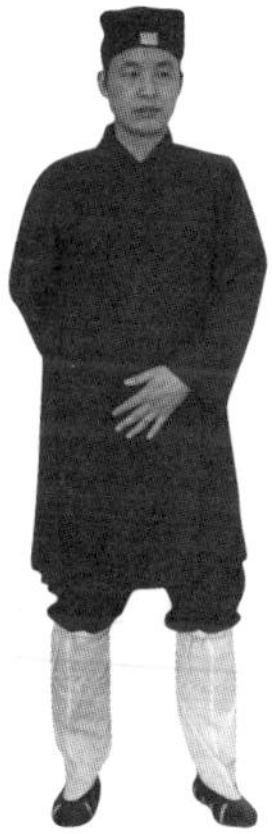

图 3–154

③接上动不停。同时拍打命门穴部位的中脘穴部位。（图3–155~图3–158）

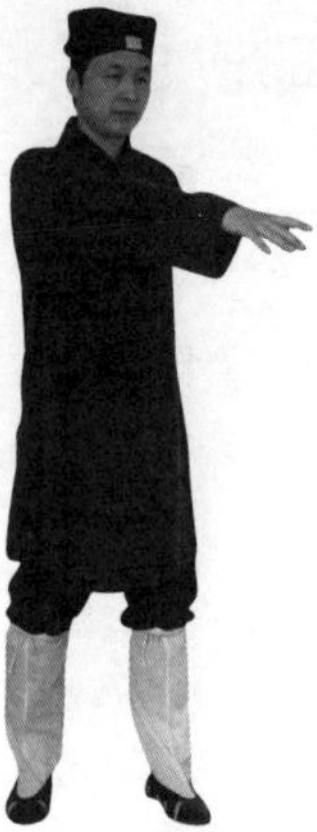

图3–155

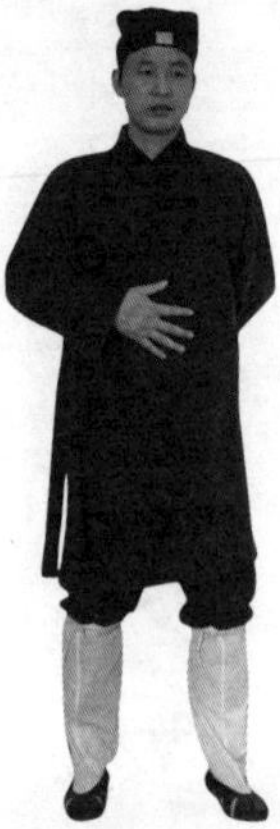

图3–156

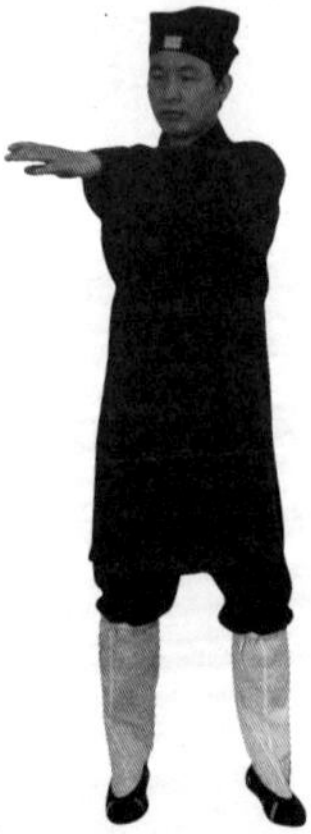

图3–157

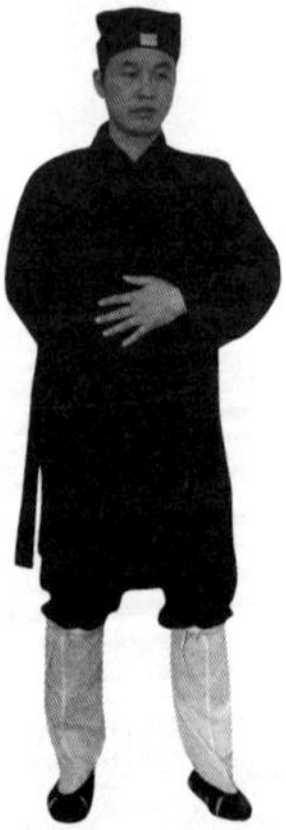

图3–158

④接上动不停。同时拍打命门穴部位的膻中穴部位。（图3–159~图3–162）

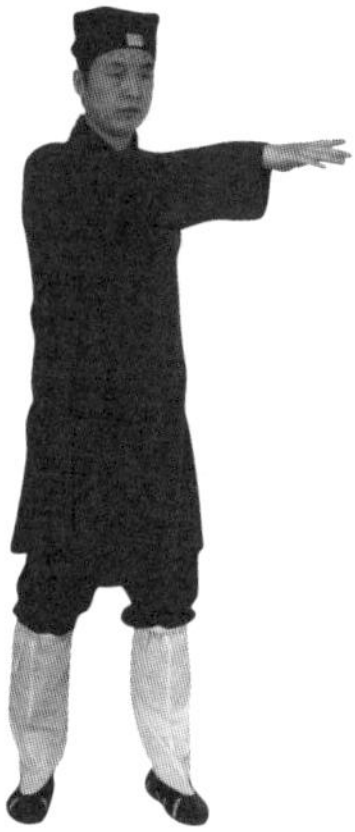

图 3–159

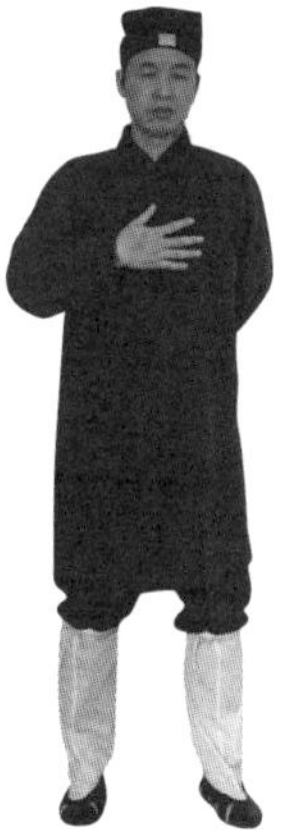

图 3–160

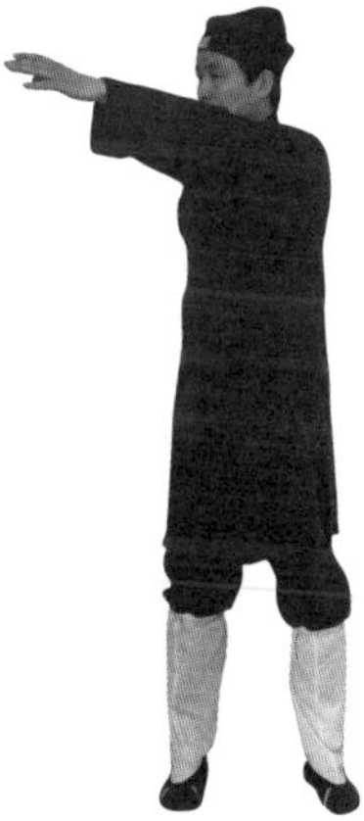

图 3–161

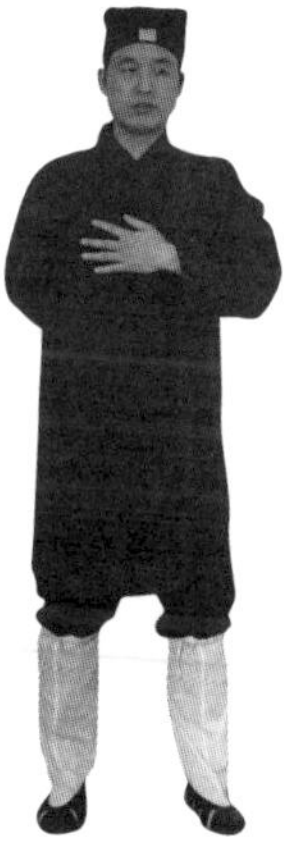

图 3–162

⑤接上动不停。同时拍打命门穴部位的左右中府穴部位。(图 3–163~图 3–167)

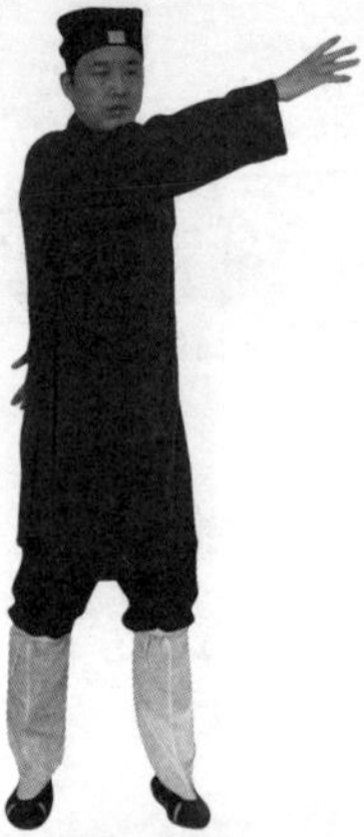

图 3–163

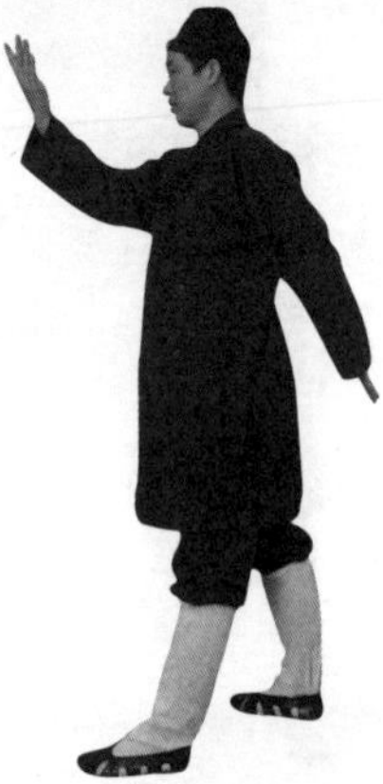

图 3–163 附图

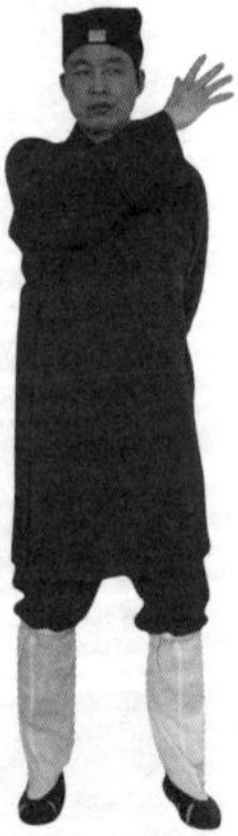

图 3–164

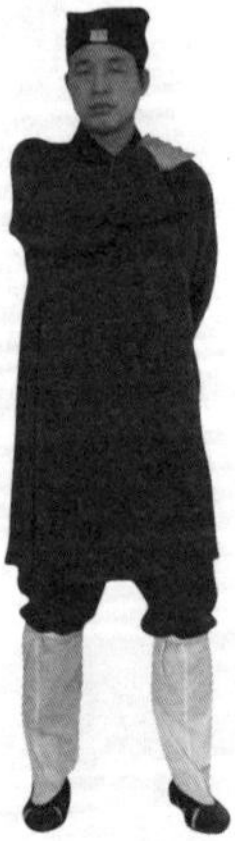

图 3–165

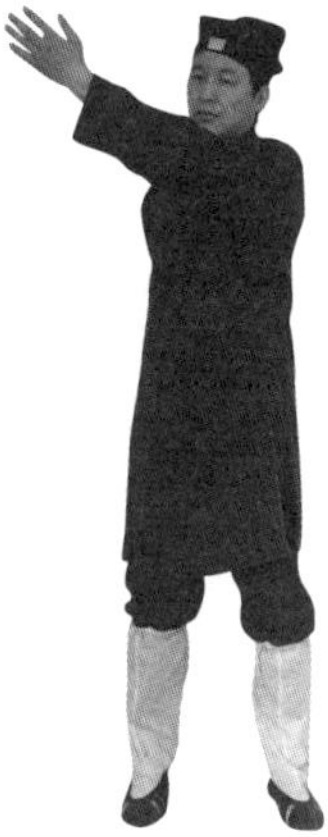

图 3–166

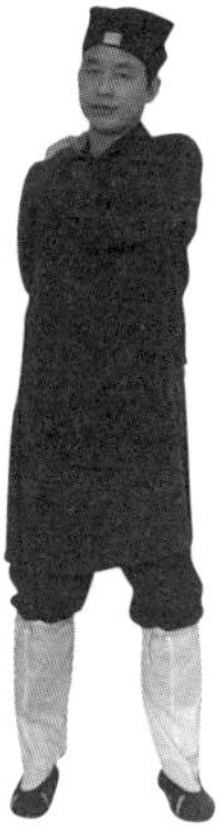

图 3–167

⑥接上动不停。同时拍打命门穴部位的肩井穴部位。（图 3–168~图 3–172）

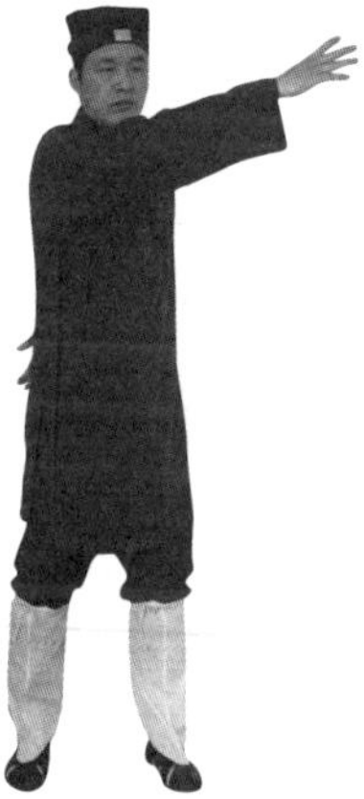

图 3–168

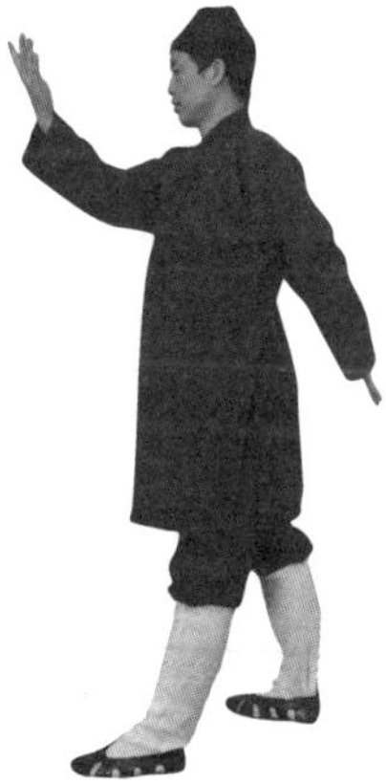

图 3–168 附图

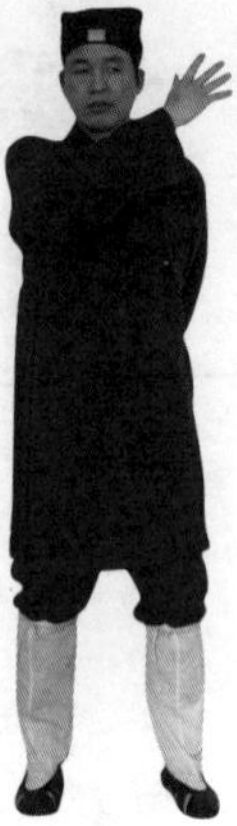

图 3–169

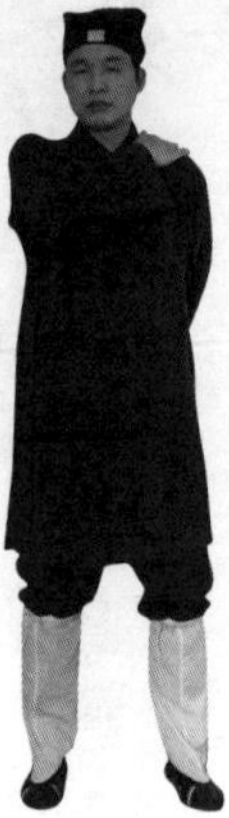

图 3–170

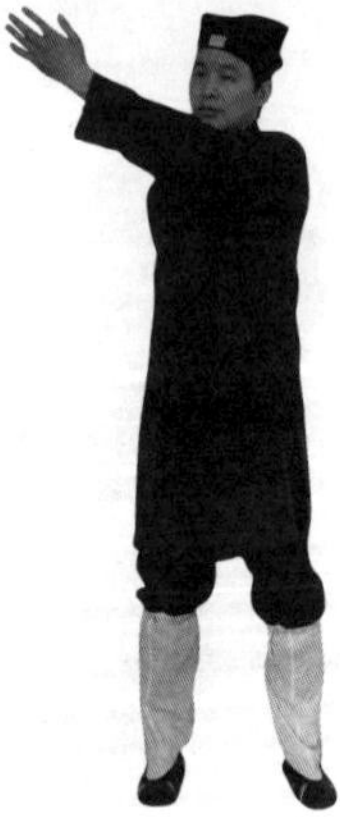

图 3–171

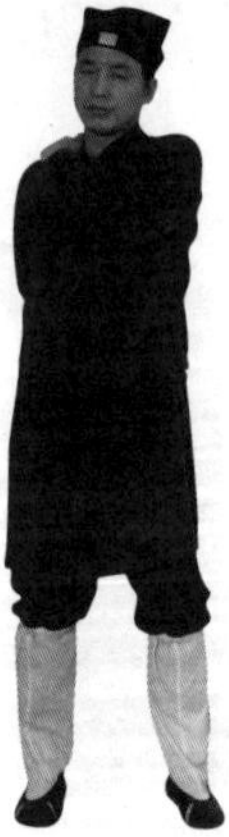

图 3–172

⑦接上动不停。同时拍打命门穴部位的百会穴部位。（图3-173~图3-176）

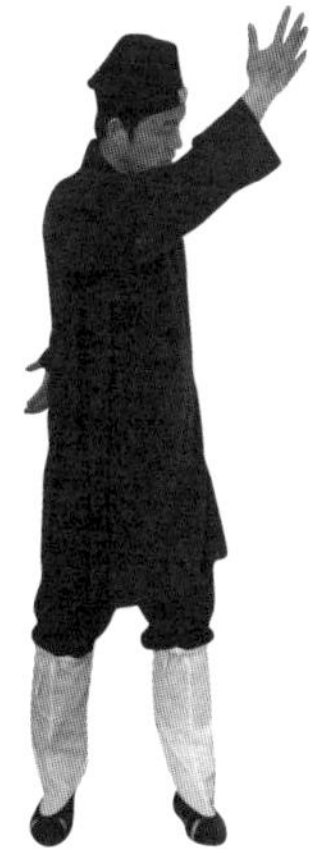

图 3-173

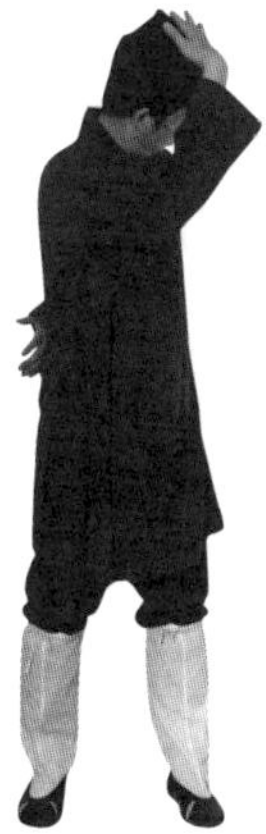

图 3-174

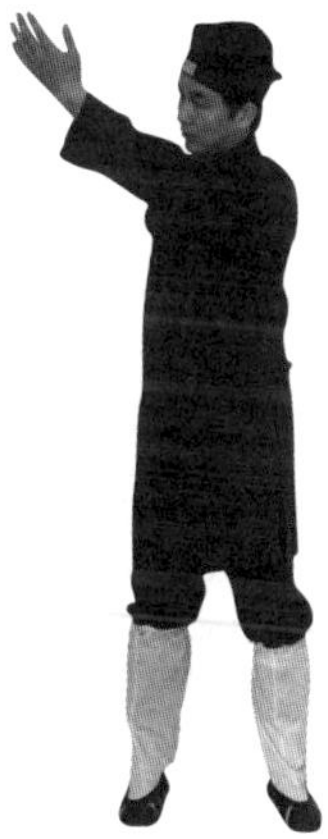

图 3-175

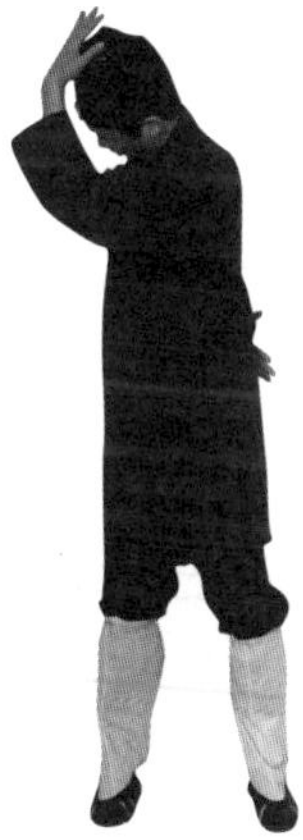

图 3-176

⑧接上动不停。再由头部（百会穴）逐步向下拍打到小腹和命门。

具体步骤：

同时拍打命门穴部位的肩井穴部位。（图 3-177~图 3-181）

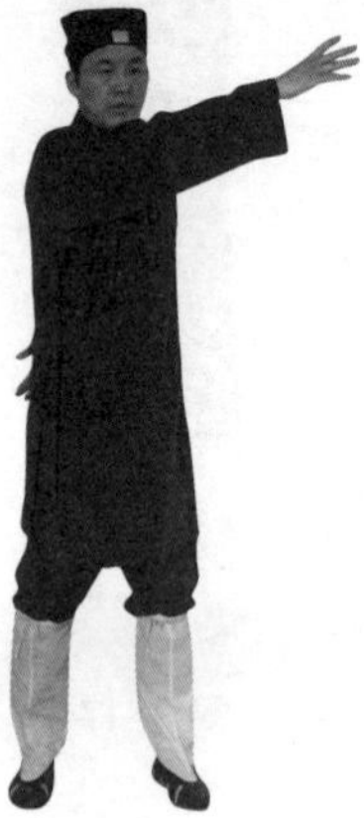

图 3-177

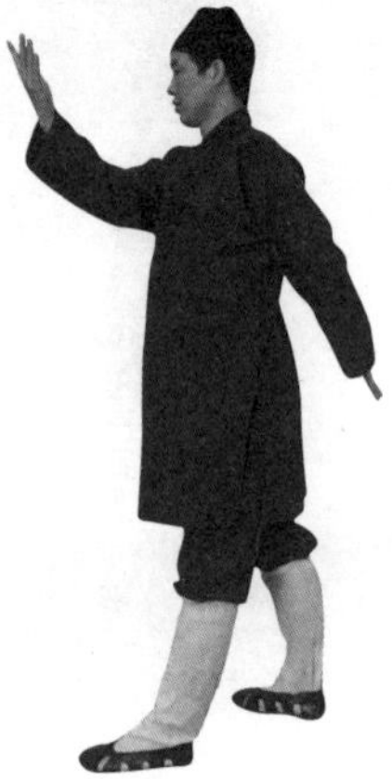

图 3-177 附图

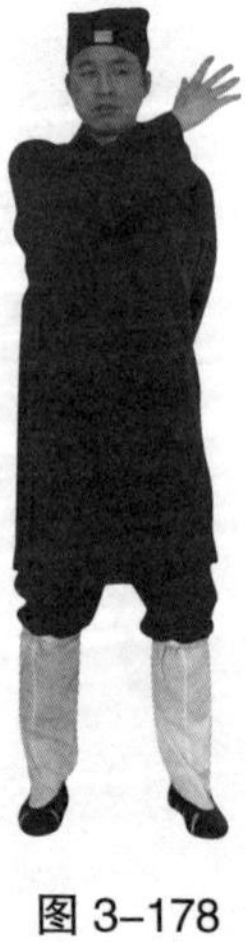

图 3-178

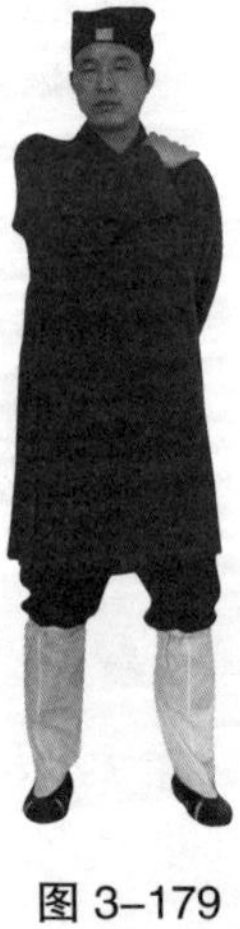

图 3-179

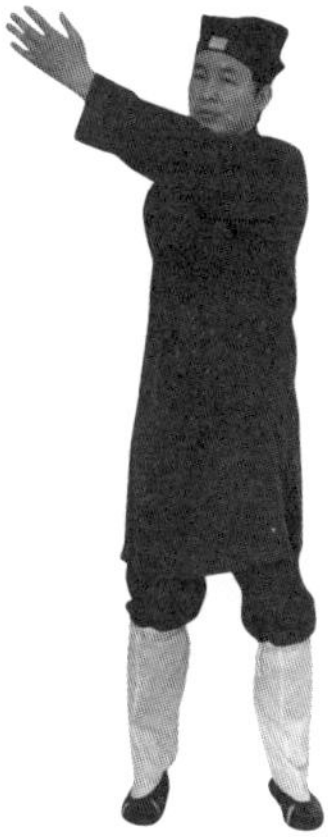

图 3-180

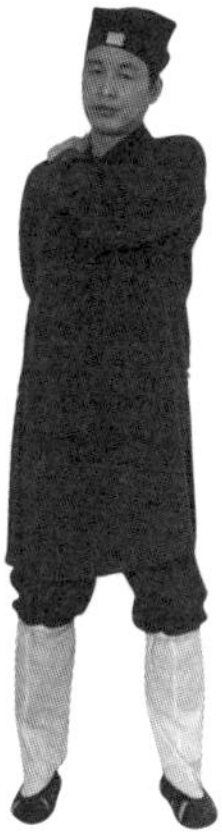

图 3-181

同时拍打命门穴部位的左右中府穴部位。（图 3-182~图 3-186）

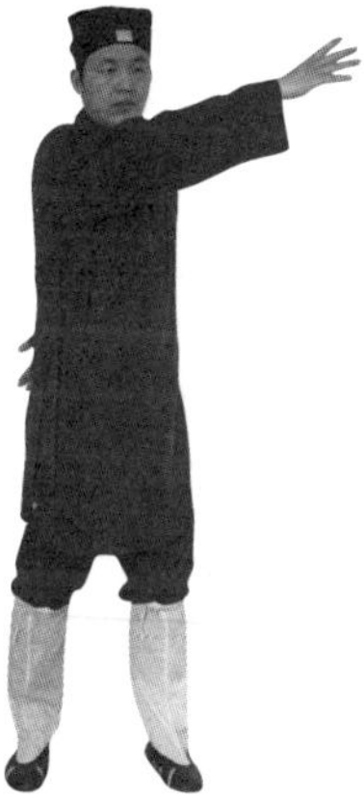

图 3-182

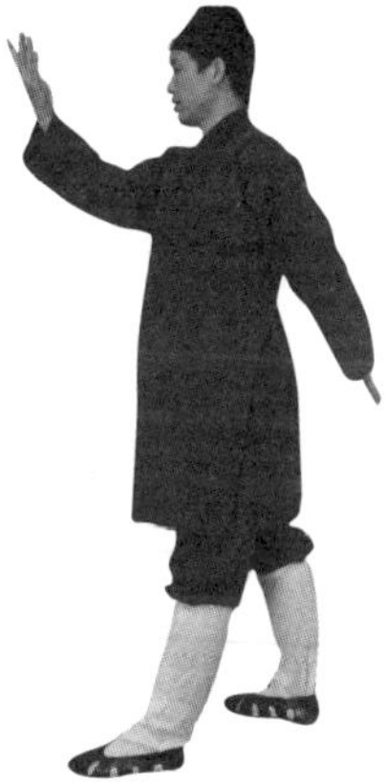

图 3-182 附图

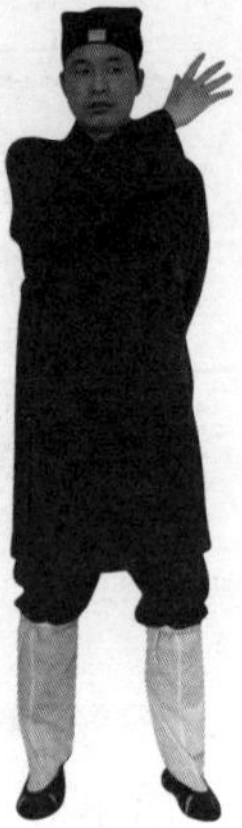

图 3–183

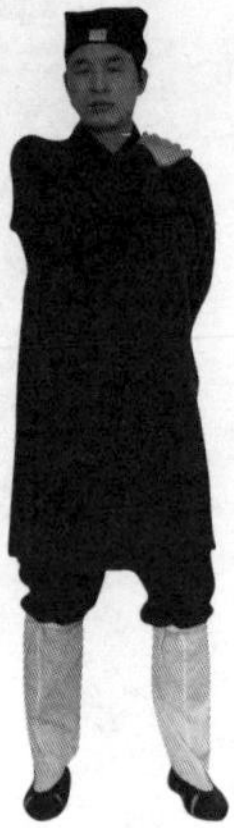

图 3–184

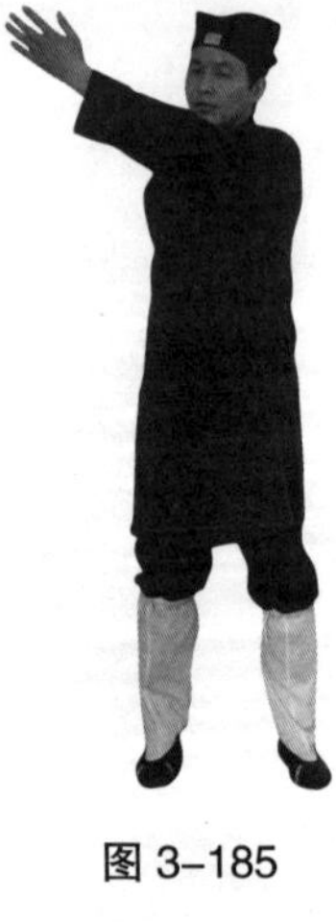

图 3–185

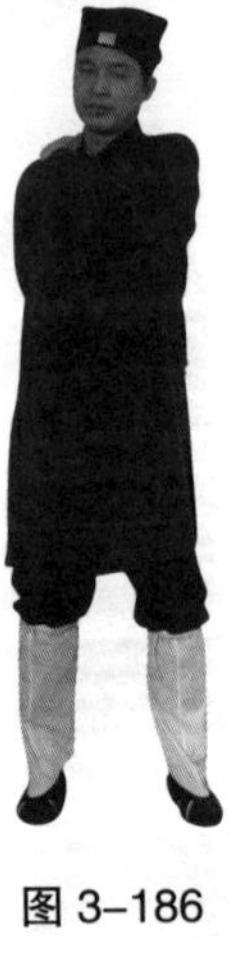

图 3–186

同时拍打命门穴部位的膻中穴部位。（图 3-187~图 3-190）

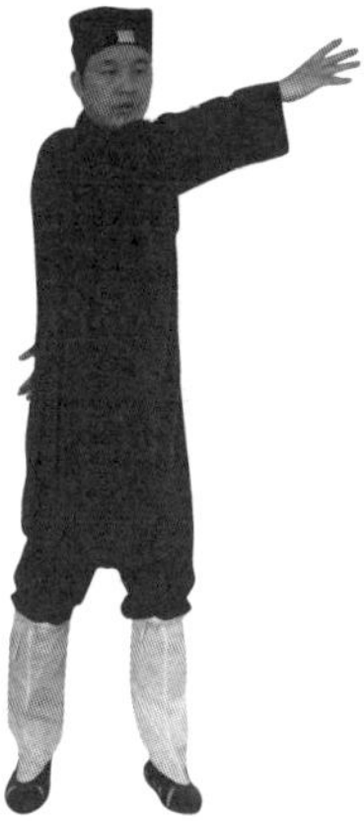

图 3-187

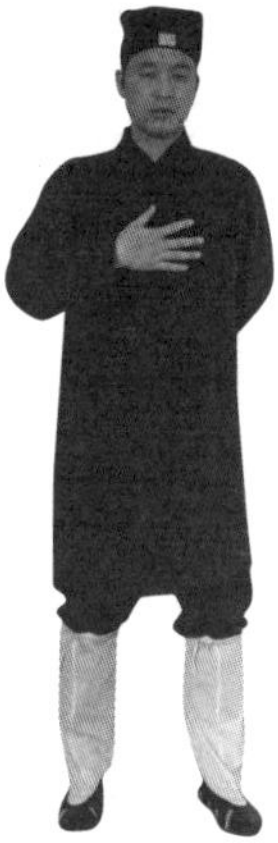

图 3-188

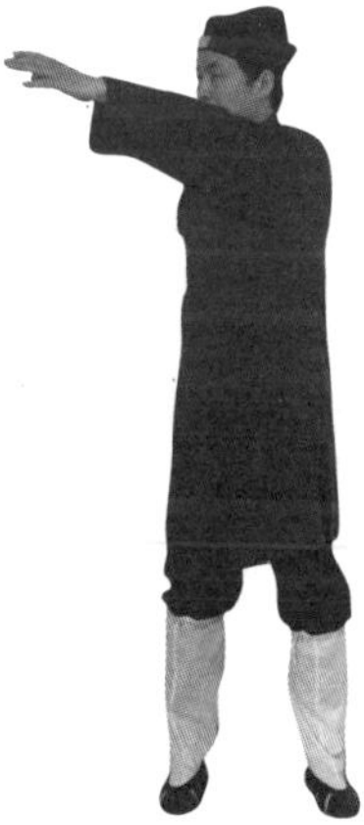

图 3-189

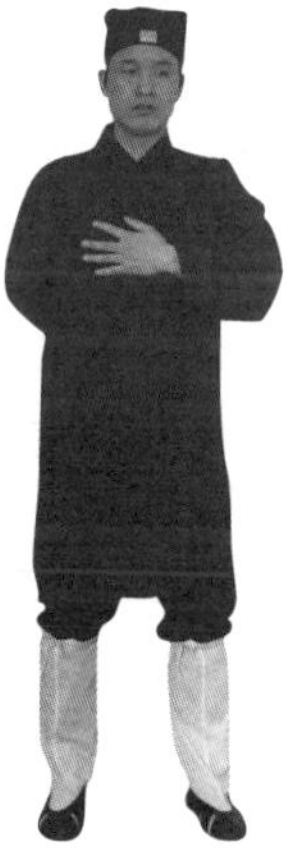

图 3-190

同时拍打命门穴部位的中脘穴部位。（图 3-191~图 3-194）

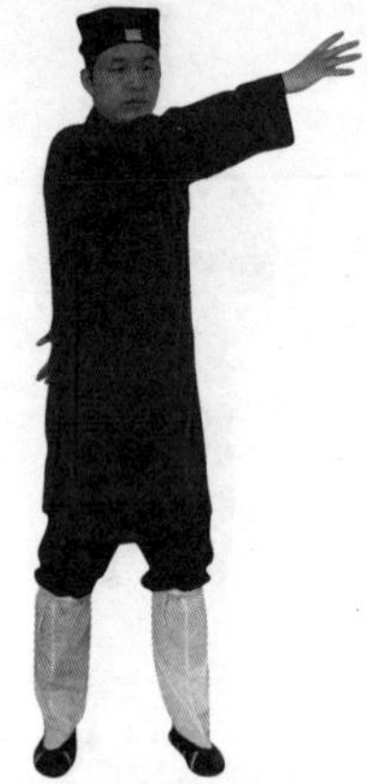

图 3-191

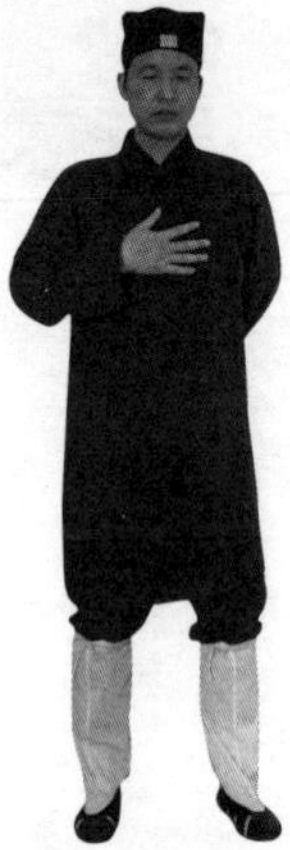

图 3-192

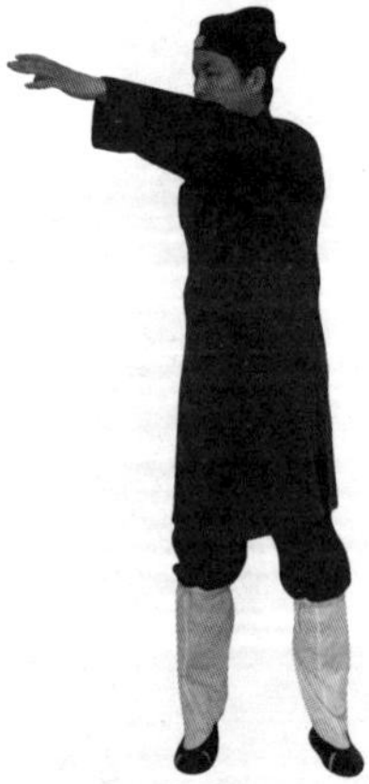

图 3-193

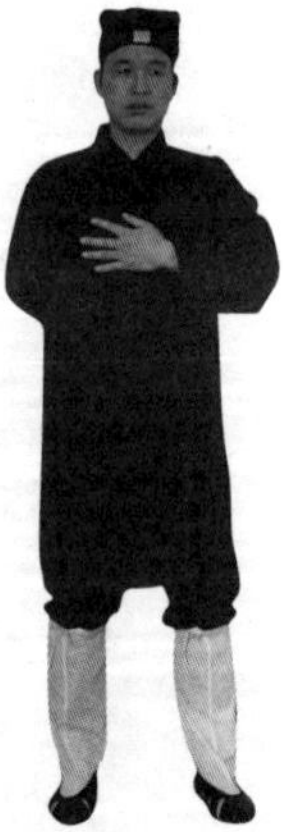

图 3-194

同时拍打命门穴部位的下丹田（气海穴）。（图 3-195~图 3-198）

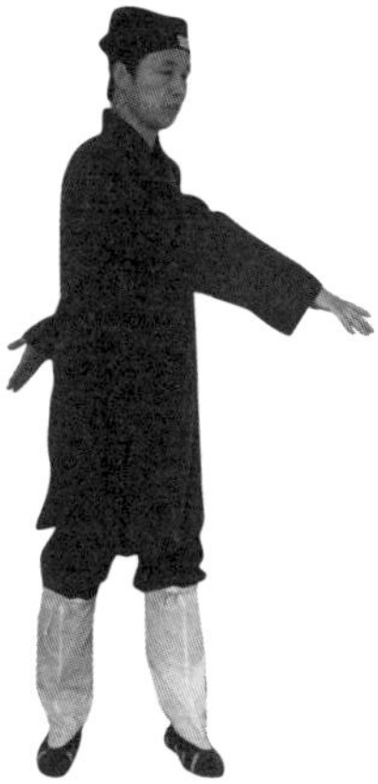

图 3-195

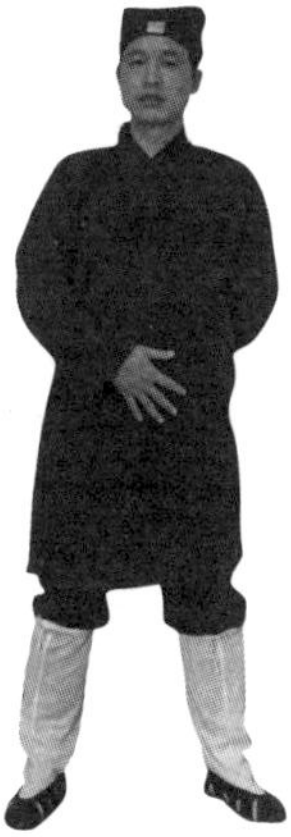

图 3-196

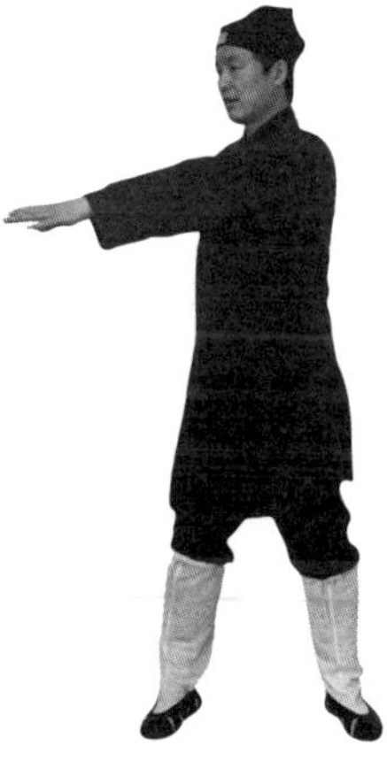

图 3-197

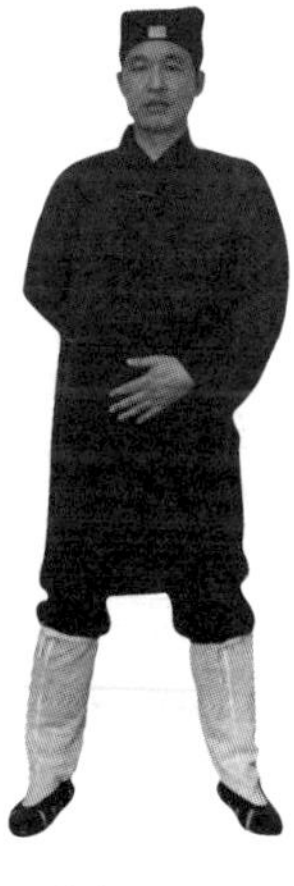

图 3-198

4. 按掌平气

【动作图解】

同第二式“调理气血”中的“按掌平气”。（图 3-199~图 3-202）

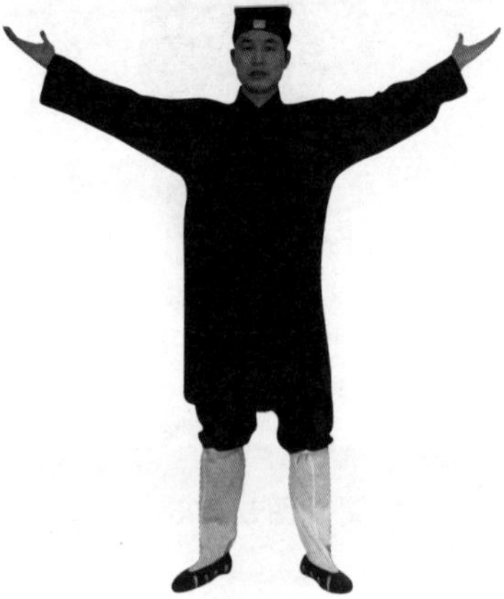

图 3-199

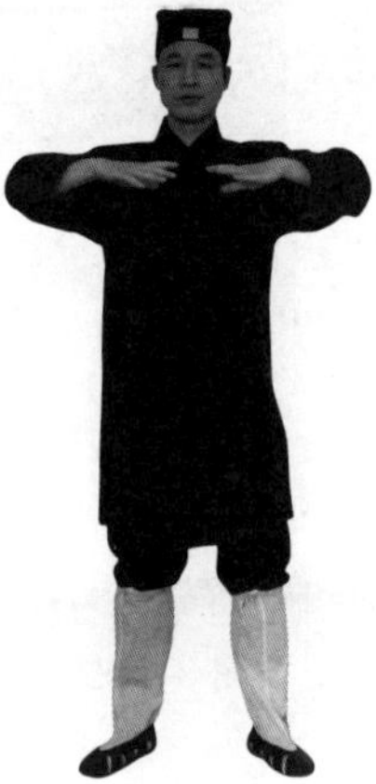

图 3-200

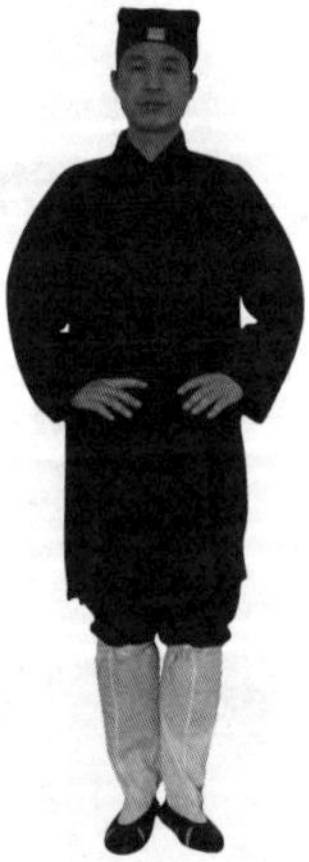

图 3-201

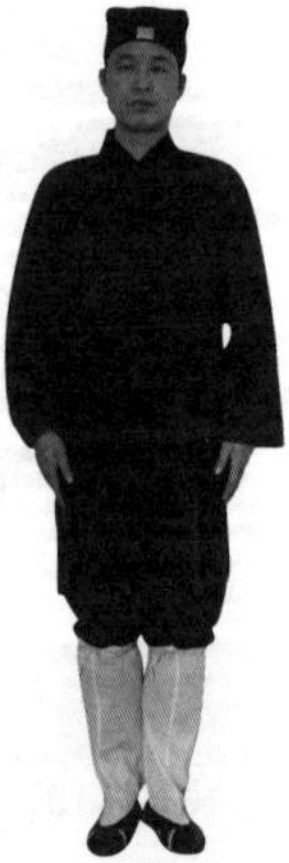

图 3-202

这一组动作重复做3次。

【吐纳方法】

①“抱圆守一”为功前调息动作。同“起势”中“抱圆守一”的吐纳方法。

②“周天行气”这是一组以慢、长、细、匀的“长吸长呼”的呼吸吐纳方法。整组动作要随呼吸的快慢节奏来调整动作的速度。练习过周天功，或道内称“河车运转”的可以在一开一合的动作过程中，使体内气机运行一个小周天。

意念的过程是：同第四式“护膝扶伤”中的“周天行气”。

“周天行气”与“捧气贯顶”“按掌平气”的异同，在第六章“常见问题解答”中有专门的解答。

③“七星拍打”整组动作要随呼吸的快慢节奏来调整动作的速度；同时，每当敲打时，要短促呼气，并且所击打部位的肌肉有所收紧。

④“按掌平气”是一组全身心调理动作。同第一式“疏筋活脉”中的“按掌平气”。

【练习提示】

①“七星拍打”所指的七个部位：后腰（命门穴部位）、后背（五脏俞穴部位）、中腹（气海穴部位）、上腹（中脘穴部位）、两侧胸上部（中府穴部位）、两侧肩部（肩井穴部位）、头顶（百会穴部位）。

②拍打顺序如下：

先以小腹（下丹田：气海穴）和腰椎（命门穴）为拍打起点，顺次沿人体任脉和督脉上行拍打，按照命门穴、气海穴上行到中脘穴、膻中穴、左右中府穴至喉咙部位后，再向两肩（肩井穴）甩打，最后再拍打到头部百会穴。

③拍打头部时，左掌拍打右脑，右掌拍打左脑，注意转动

颈部；拍打力度因人而异。

④通常情况，左右手拍打穴位部位3次。多则不限，因人而异。

【易犯错误】

①拍打部位不准确。

②拍打力度把握不好。

③拍打时引气不当，用力不当，会误伤自己。

【纠正方法】

①了解人体基本经络穴位结构，掌握被拍打穴位部位的大致方位。可以先对照人体结构示意图，进行自我轻度拍打，直到熟练操作。

②拍打力度由轻而重，逐步加力。由于个人体质、身体素质不同，承受击打的能力也有差异，拍打时，要以自己要能够承受自己击打为度。

③每当拍打身体不同部位时，做到意到、气到，拍打的力到。用意、用气，最后用力，三结合，自然能够提升功效。

【养生功效】

①拍打任督二脉，利于体内气机自然运行。二脉开，百病消。

②补肾强腰，缓解劳损。

③平衡阴阳，增强内脏功能。

第六式　强心润肺

【歌诀】

双手抱拳意守丹；扩胸托气三步连；

开胸破槽心前顶；一声长气冲鼻端。

1. 抱圆守一

【动作图解】

动作分解同“起势”中的“抱圆守一”。（图 3-203~图 3-210）

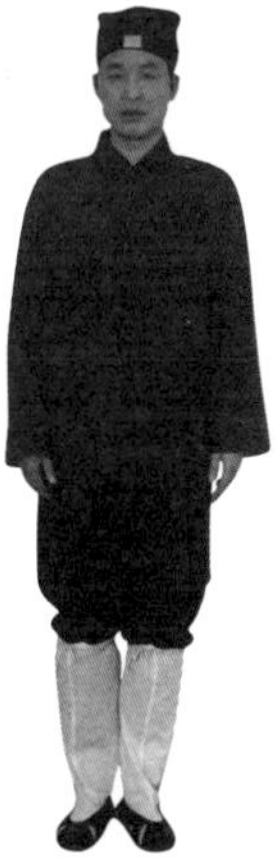

图 3-203

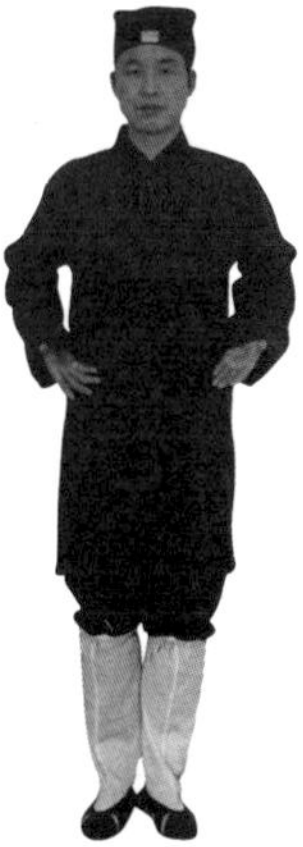

图 3-204

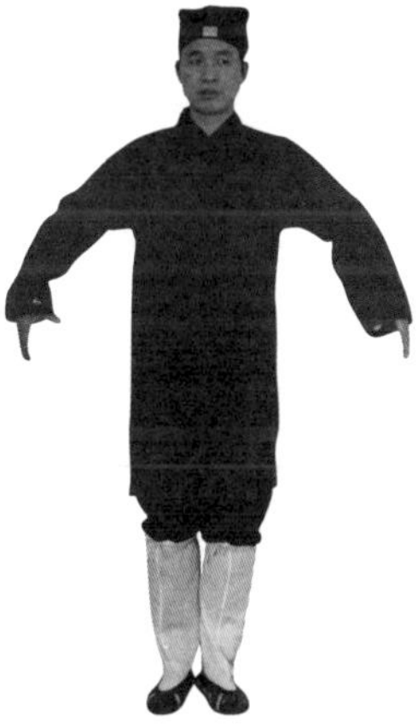

图 3-205

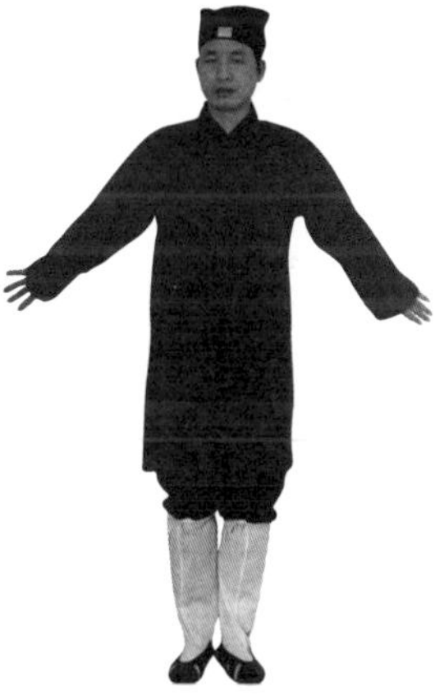

图 3-206

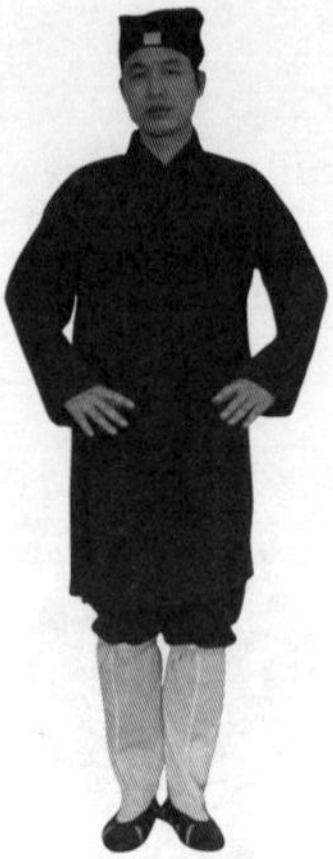

图 3–207

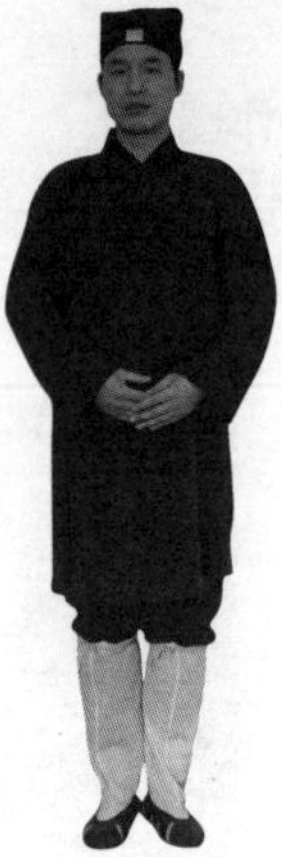

图 3–208

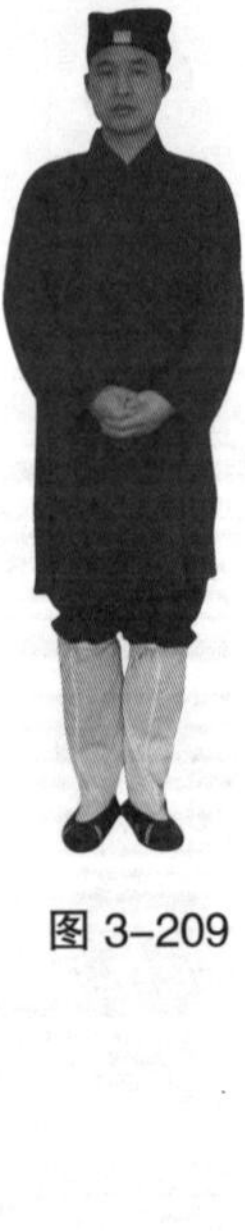

图 3–209

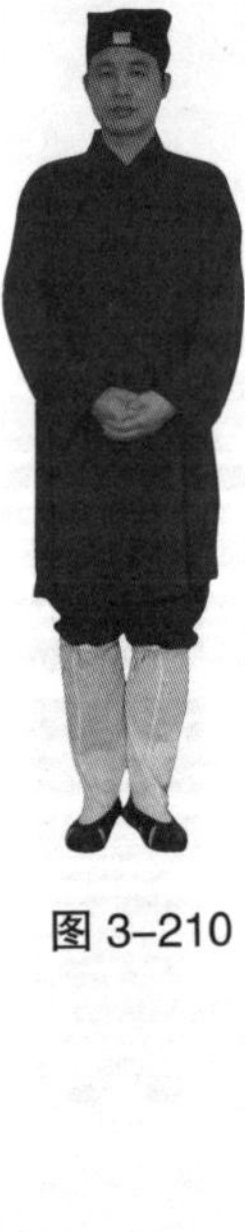

图 3–210

2. 开胸破槽

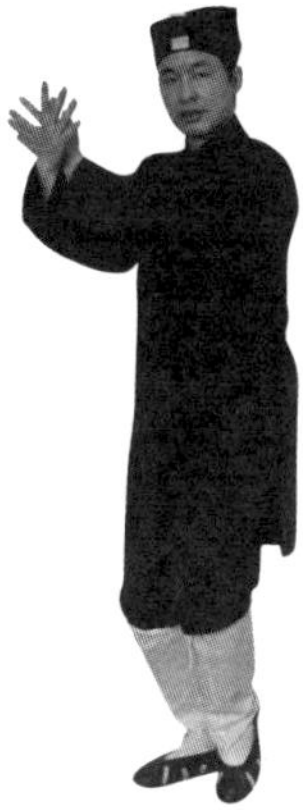

图 3-211

【动作图解】

①接上动不停。身体右转，收左脚于右脚跟内侧，脚尖点地成左丁步；同时两掌向两侧分开再向胸前上抄成十字手。目视左前方。（图 3-211）

②接上动不停。左脚向左侧前方弧形上步，左右脚互换，连续走三步。（图 3-212~图 3-214）

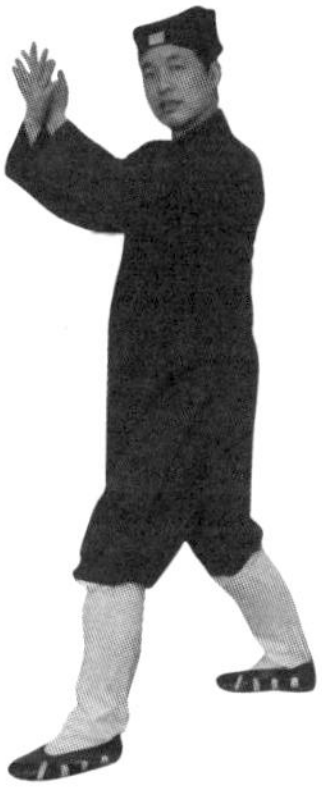

图 3-212

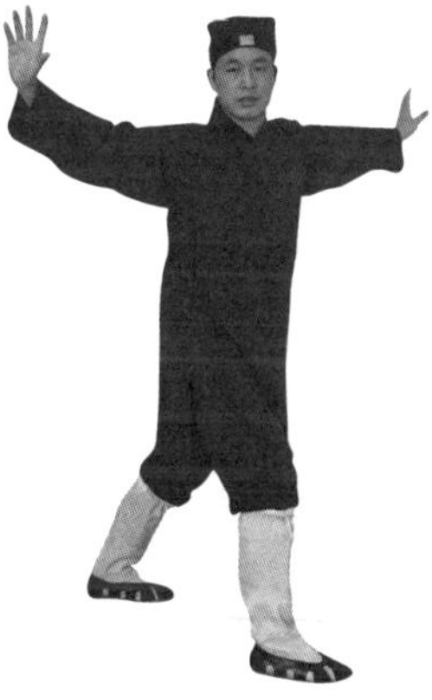

图 3-213

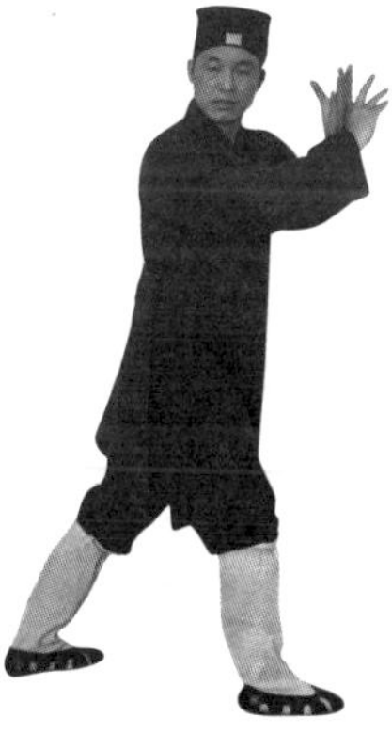

图 3-214

③接上动不停。左步在前，成左弓步；两手向两侧用力扩开，双手呈立掌，身体微向前倾，胸部向前顶，力达心窝处。(图 3–215、图 3–216)

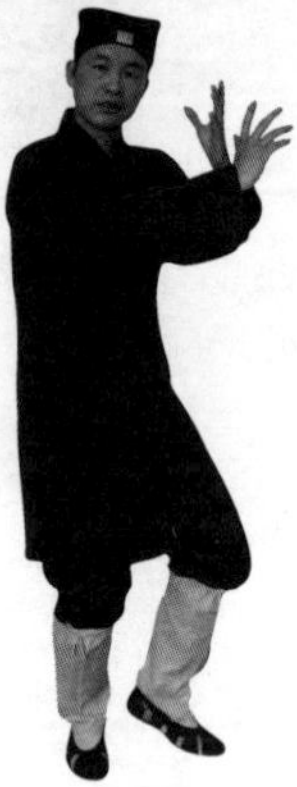

图 3–215

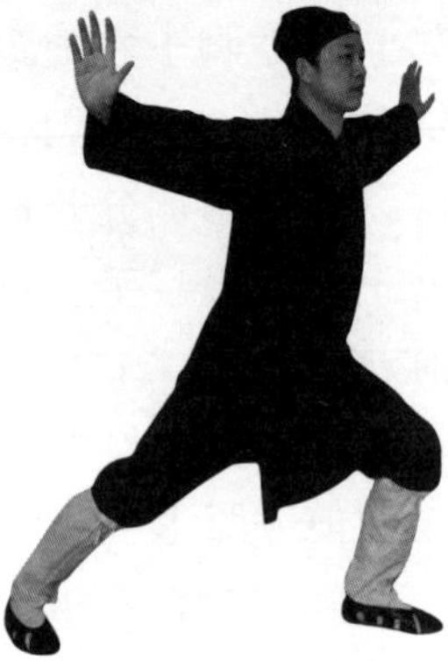

图 3–216

④接上动不停。身体重心后移到右腿，收左脚于右腿内侧成左丁步；同时两掌向两侧向下、向上、再向胸前上抄成十字手。（图 3–217）

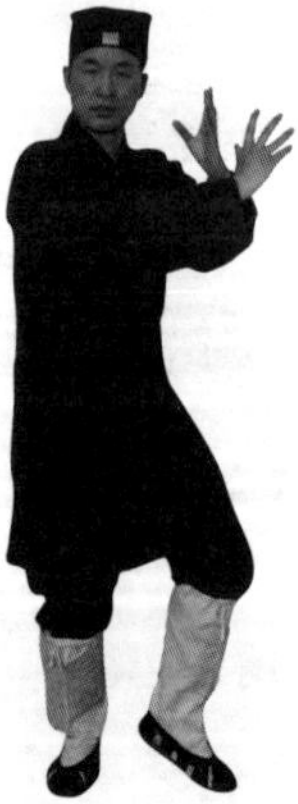

图 3–217

⑤接上动不停。左脚向左侧前方弧形上步，左右脚互换，连续走三步。（图 3–218~图 3–220）

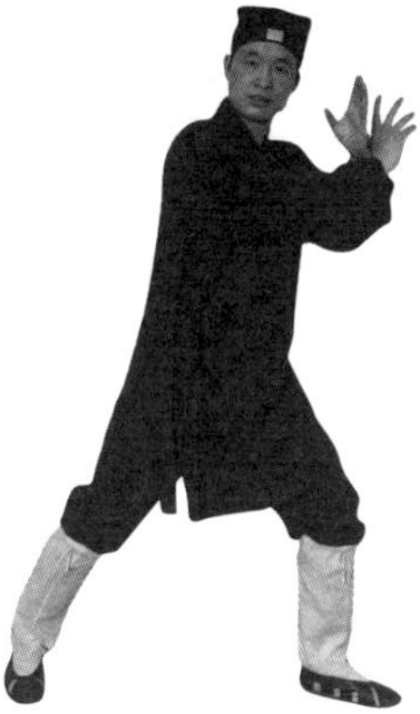

图 3–218

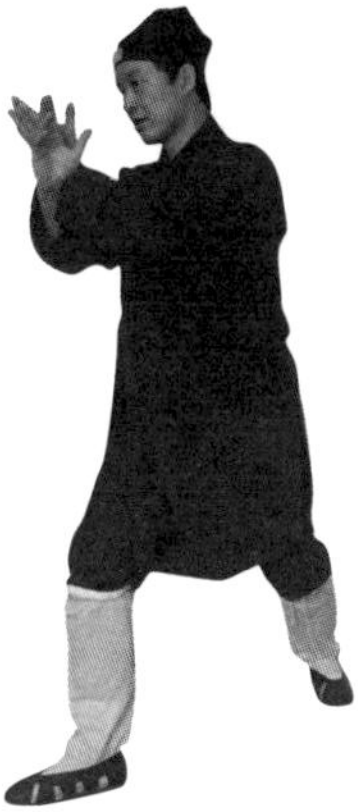

图 3–219

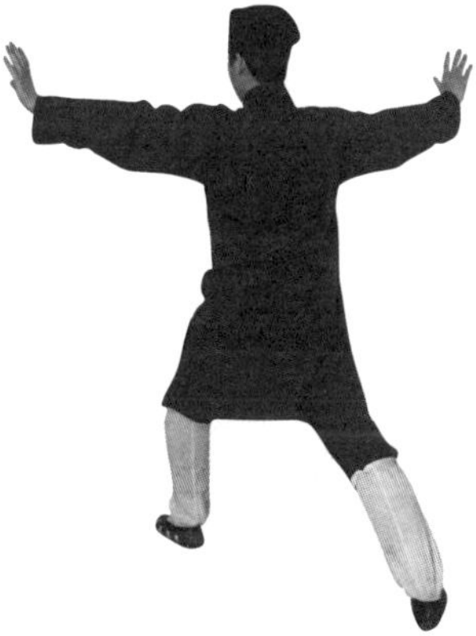

图 3–220

⑥接上动不停。右步在前成右弓步；两手向两侧用力扩开，双手呈立掌，身体微向前倾，胸部向前顶，力达心窝处。（图 3–221、图 3–222）

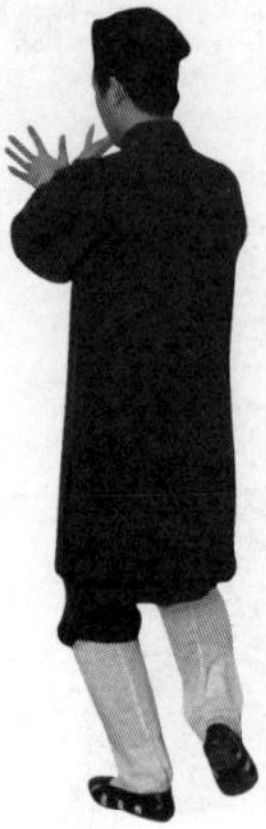

图 3-221

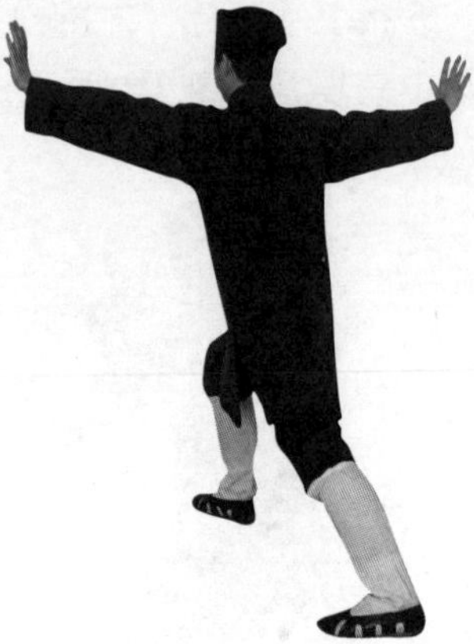

图 3-222

上面向左、右走“S”步各呼气1次，共呼气2次为一组。连续做3组。也可以做6组或更多，要因人而异。

⑦接上动不停。身体左转，重心移于左腿，回收右腿成右丁步；双手交叉放于胸前成十字手。（图 3-223）

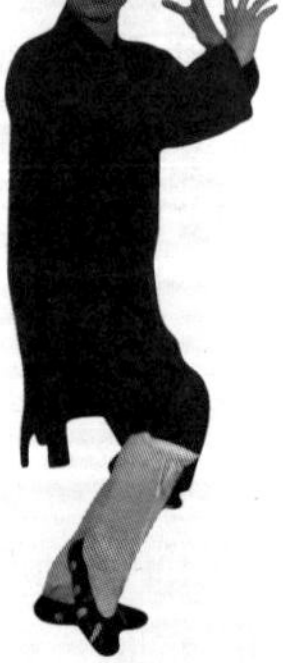

图 3-223

⑧接上动不停。右脚自然向身体右后方撤半步，身体右转，重心位于两腿之间，两臂外撑，两掌内旋成俯掌，掌心向下。（图 3–224）

⑨接上动不停。两掌慢慢下按至小腹前，然后自然向身体两侧分开，垂至体侧，自然站立。（图 3–225、图 3–226）

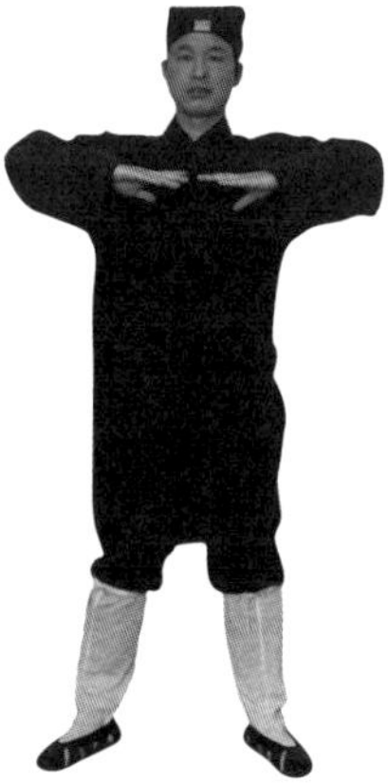

图 3–224

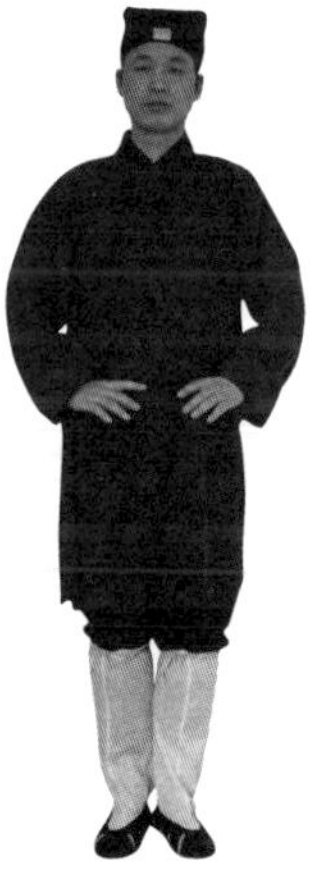

图 3–225

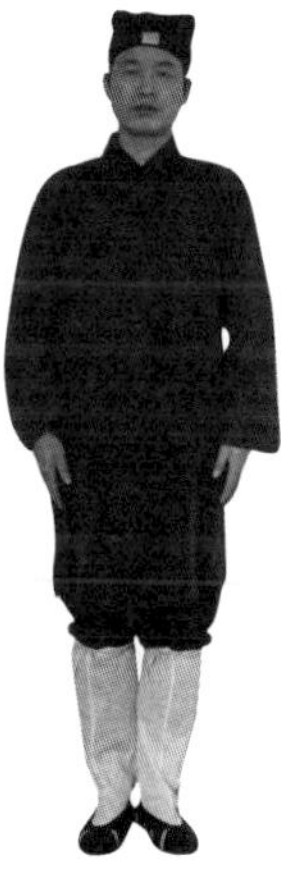

图 3–226

3. 按掌平气

【动作图解】

同第二式“调理气血”中的“按掌平气”。（图 3–227~图 3–230）

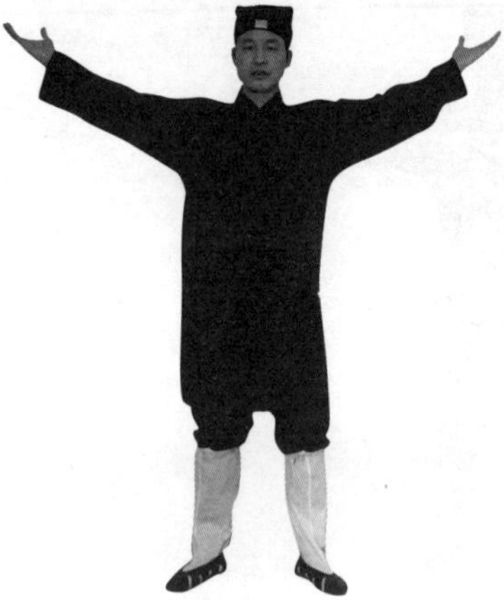

图 3–227

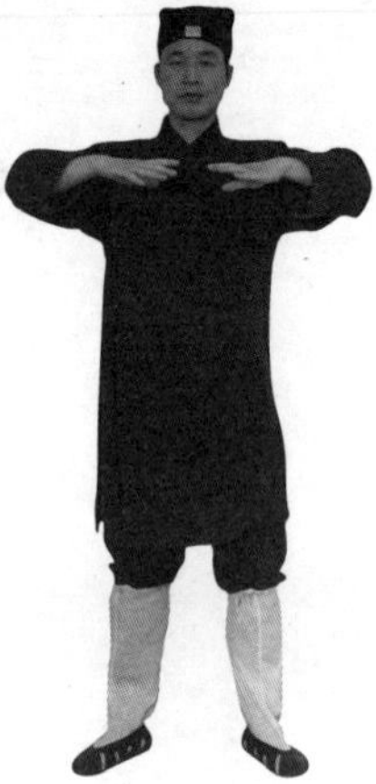

图 3–228

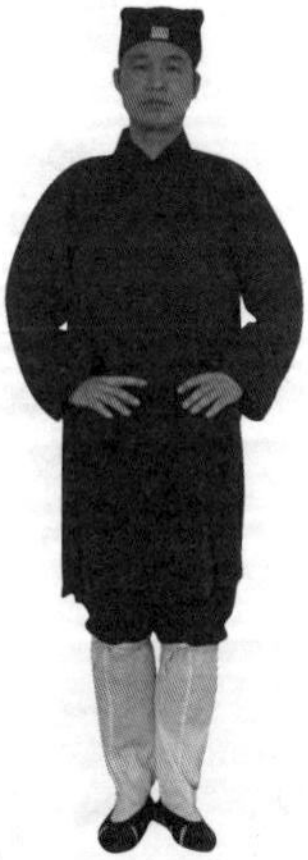

图 3–229

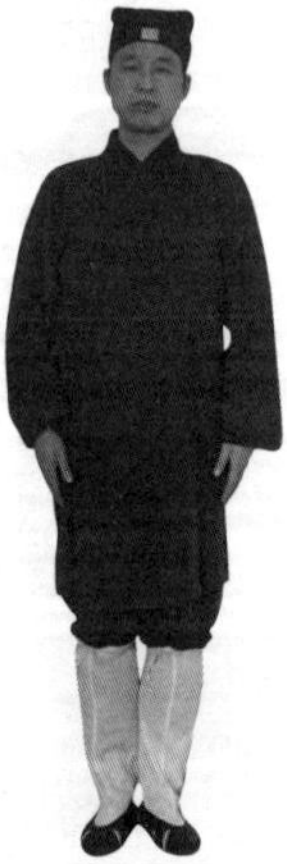

图 3–230

这一组动作重复做 3 次。

【吐纳方法】

①“抱圆守一”为功前调息动作。同“起势”中“抱圆守一”的吐纳方法。

②“开胸破槽”每走一个“S”为半组，呼吸一次。一组动作，步法运行轨迹为太极图“8”字圈。用鼻孔长吸气，短粗呼气。

向左、右走“S”步各呼气一次，共呼气 2 次，为一组。连续做 3 组。

③“按掌平气”是一组全身心调理动作。同第一式“疏筋活脉”中的“按掌平气”。

【练习提示】

“开胸破槽”的走步动作细节：

①重心在左脚，双掌心向上收于腹前，右脚虚点；

②第一步自右脚开始，踏上太极一个顶点，右手收至腰侧；

③第二步左脚上踏，双手自身侧划内弧，自身后上升，至与肩平，两手下垂；

④第三步时双手自身后收回至腰侧，第四步向身前展至腹前；

⑤第五步时双手自胸前外展扩胸，两手与两肩平，竖掌；

⑥只有第五步是一个大弓步，其他步子是自然步；

⑦走到第五步后，右腿撤至左腿前，右腿虚点，双手重新收到腹前；

⑧第二轮五步动作同上。

【易犯错误】

①走“S”步与动作不能有机配合。

②走“S”步时动作与呼吸不能有机配合。

③扩胸时，没有让胸部前顶。

④定式扩胸前顶时，长呼气的气流不足、气量不够，不能发声。

【纠正方法】

①先学走“S”步，再附加动作，多做模仿，逐步协调一致。

②先不按规范动作走步，同时手上动作比划到位，体会动作分解时的呼与吸。只找呼与吸的感觉，暂时不用考虑呼与吸的力度。

通过这种方式的模拟体会，逐步使走步、手上动作与呼吸方法高度配合起来。

③扩胸时，教练可以用一只手故意放到练习者胸前 50 厘米处，引导学员自然前顶时呼气。

④单独训练长呼气。不用附加任何动作，长吸一口气，然后突然挺胸同时鼻孔强力出气，并且由所出之气流冲击鼻腔发声。

【养生功效】

①提高心肺功能，壮心肌，强五体。

②增强肺的吐故纳新功能，增大肺活量，改善慢性支气管炎、哮喘、肺气肿等病症。

③扩胸同时配合吐纳还可按摩心肺，增强血氧交换能力。

第七式　健胃壮肾

【歌诀】

双手抱拳意守丹；俯首腿面托或按；
沉已搓衣运长气；抱圆守一静气站。

1. 抱圆守一

【动作图解】

动作分解同“起势”中的“抱圆守一”。（图 3-231~图 3-238）

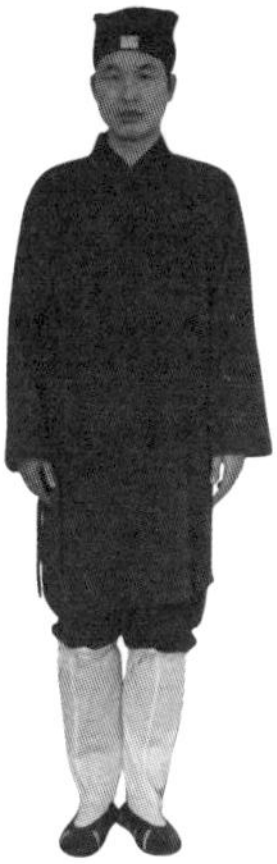

图 3-231

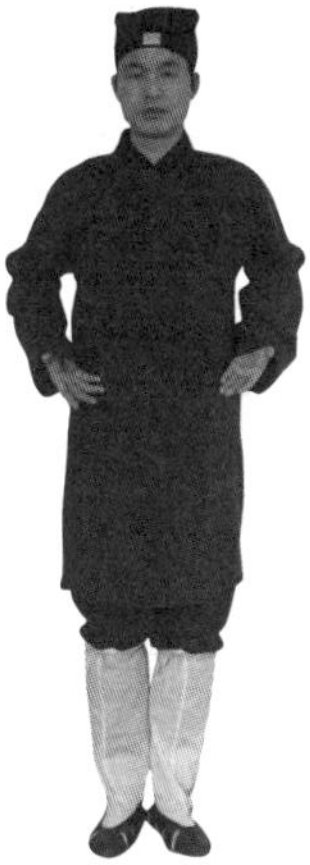

图 3-232

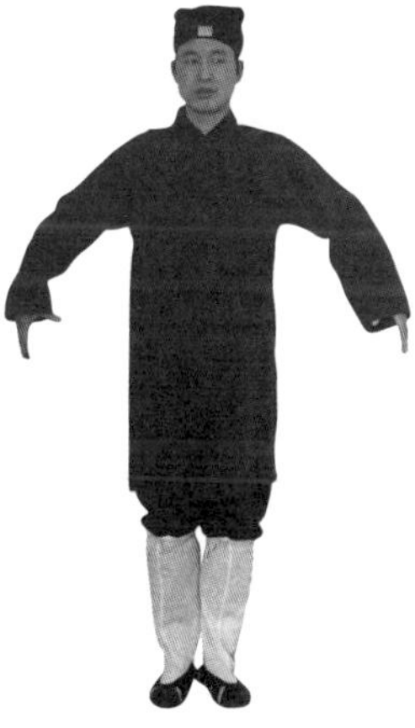

图 3-233

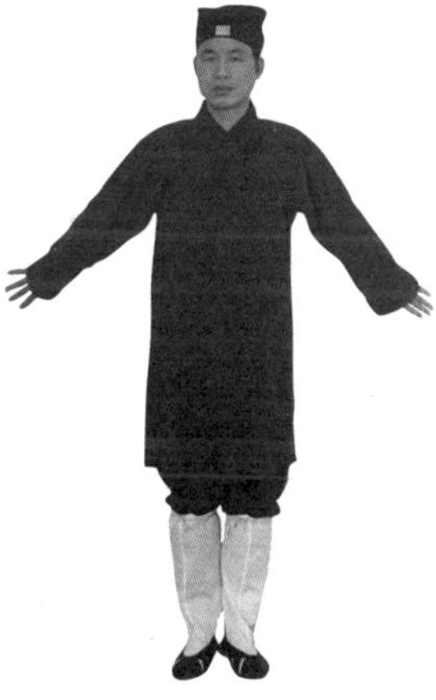

图 3-234

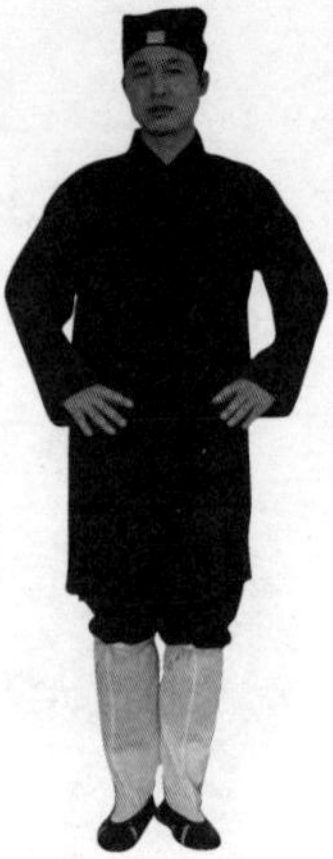

图 3-235

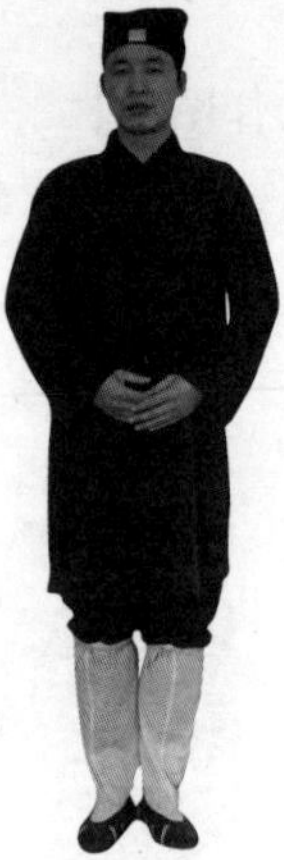

图 3-236

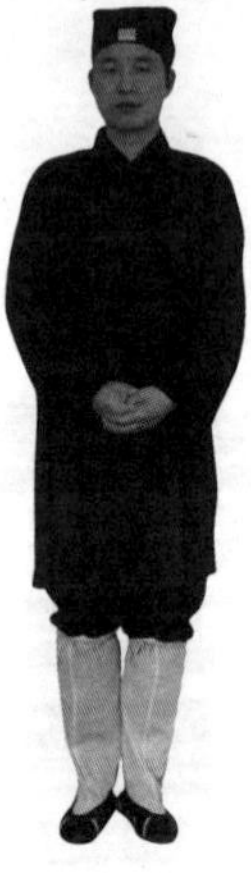

图 3-237

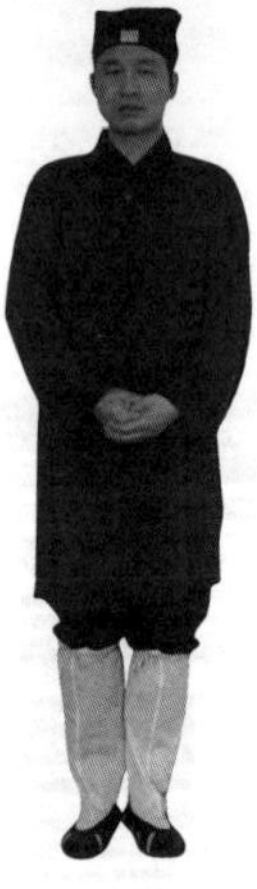

图 3-238

2. 沉已搓衣

【动作图解】

（1）右势

①接上动不停。两拳变掌，向身体两侧分开，垂至体侧，自然站立。（图 3–239）

②接上动不停。两臂上屈，两掌掌指向下，掌心向内，虎口相对，沿左右小腹前贴着身体向上提摩。（图 3–240）

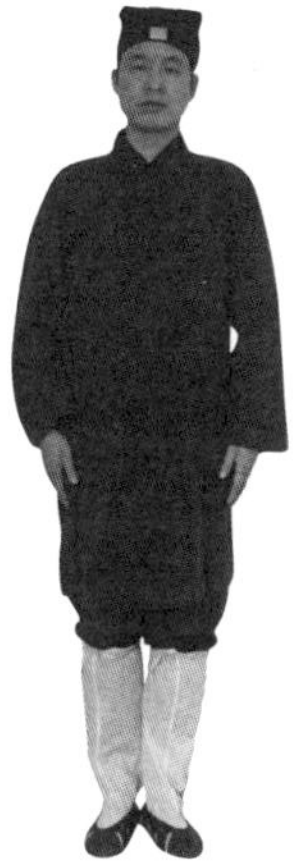

图 3–239

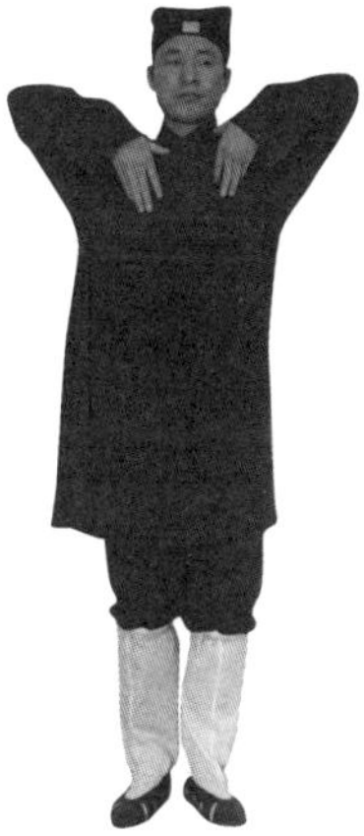

图 3–240

③接上动不停。两掌继续贴着身体向上提摩，至两锁骨时，重心左移至右腿，同时上体右转并后仰，出右脚，脚尖虚点地面。（图 3–241、图 3–242）

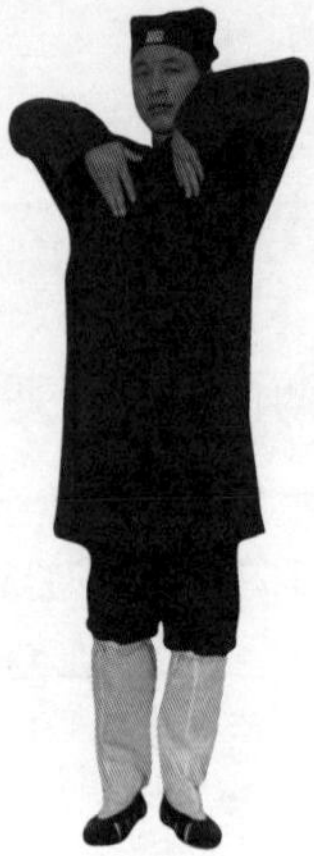

图 3-241

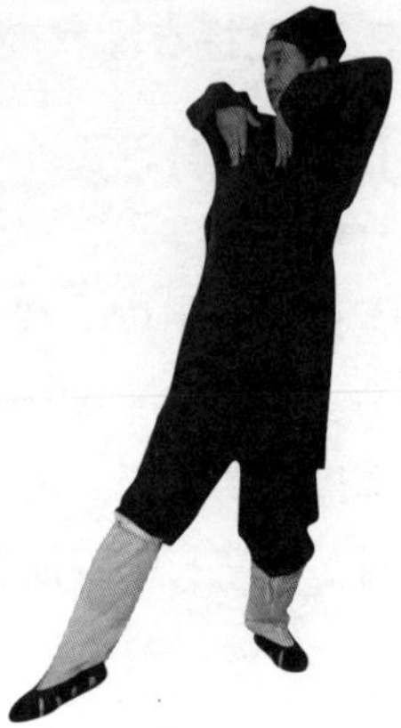

图 3-242

④接上动不停。两掌沿胸前向下推按。（图 3-243）

⑤接上动不停。两掌向下推按至右大腿面时，两掌继续沿右腿面推按，向脚面滑动，身体前倾，右腿微屈。（图 3-244）

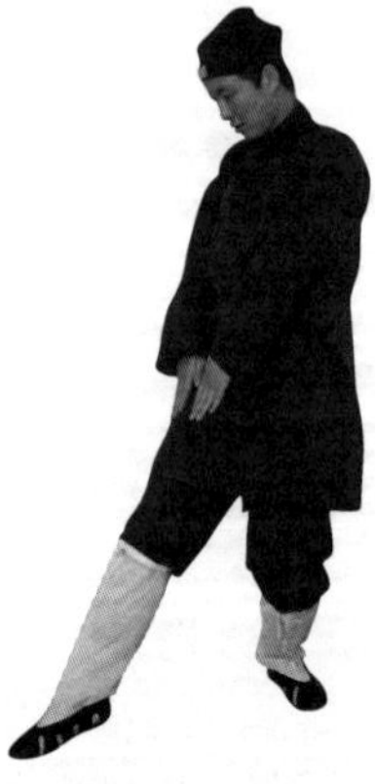

图 3-243

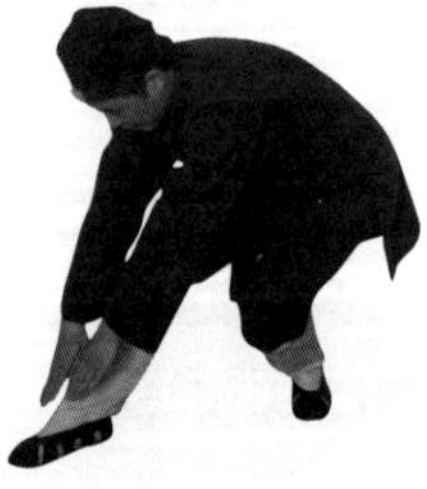

图 3-244

⑥接上动不停。两掌推按至右脚面后，两掌分别向外分掌。（图 3–245）

⑦接上动不停。两掌沿右腿内、外两侧同时向上按提，身体随之直起。（图 3–246）

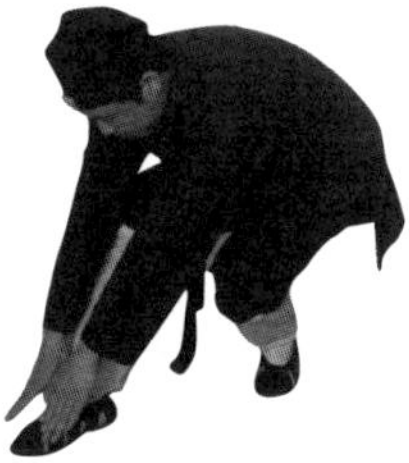

图 3–245

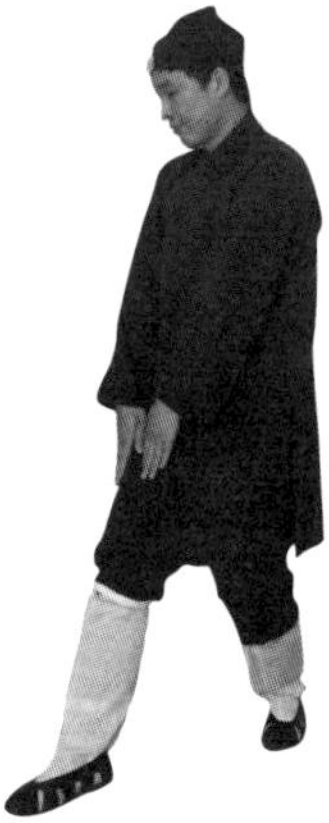

图 3–246

⑧接上动不停。两掌沿右肋向上提按至右锁骨时，上体后仰，重心后坐至左腿，右脚尖虚点地面。（图 3–247、图 3–248）

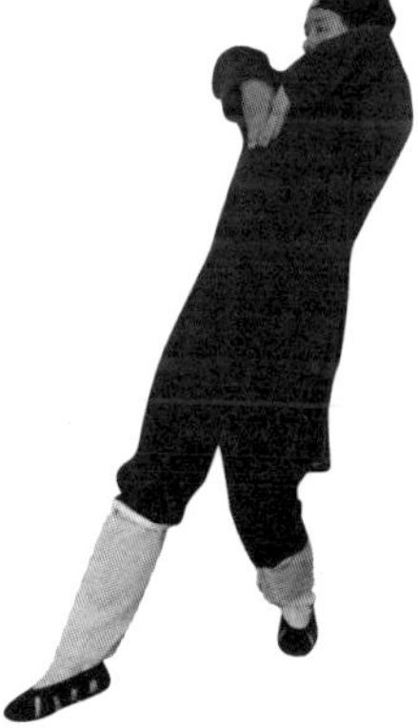

图 3–247

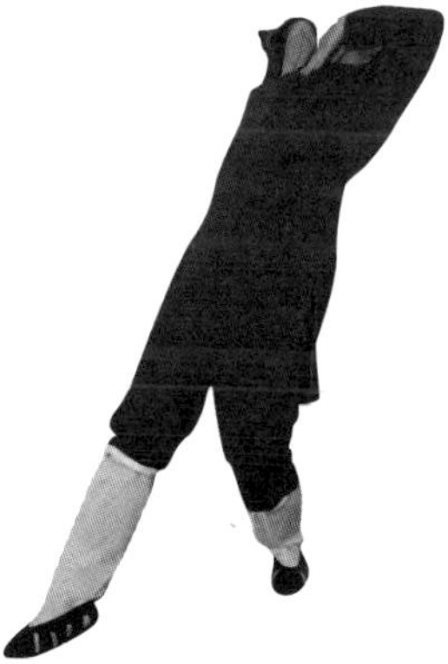

图 3–248

⑨接上动不停。两掌再沿右肋—大腿—小腿面向下推按。(图略)

如此上下推按 3 次。

(2) 左势

①接上动不停。两掌上提到右锁骨时，上体左转，重心由左后移至右腿，同时，上体后仰，左脚尖虚点地面。（图 3-249~图 3-251）

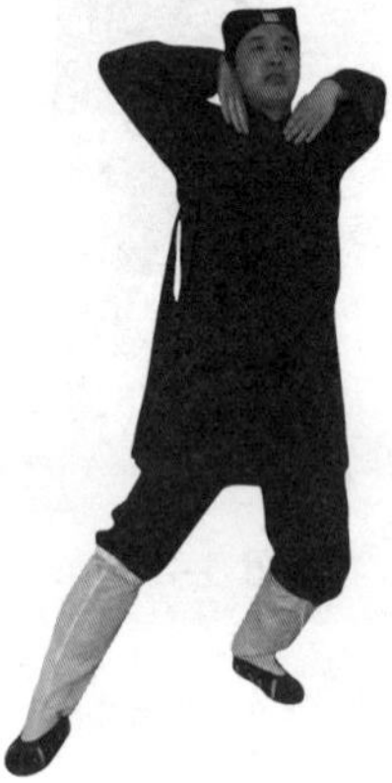

图 3–249

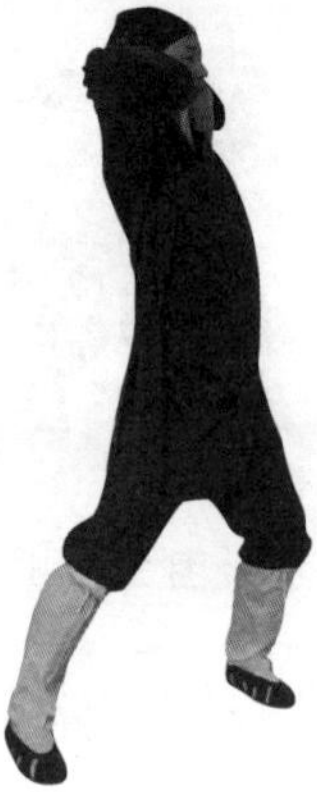

图 3–250

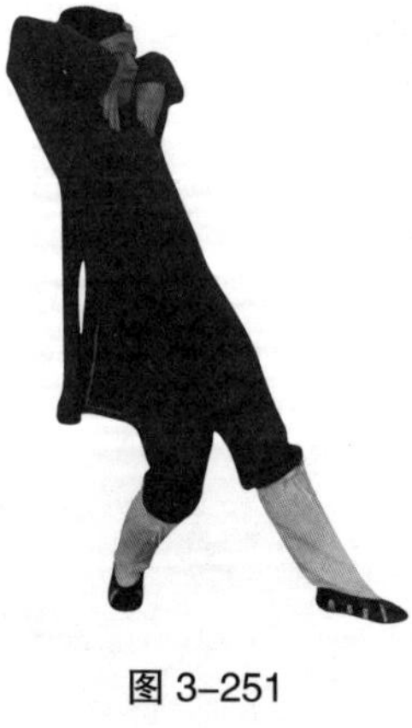

图 3–251

②接上动不停。两掌向下沿左肋—左大腿—左小腿面—左脚面推按，然后两掌向左右分开，沿腿内外两侧向上提至左锁骨时，两掌再下沿左肋—左大腿—左小腿面—左脚面推按。(图 3-252~图 3-257)

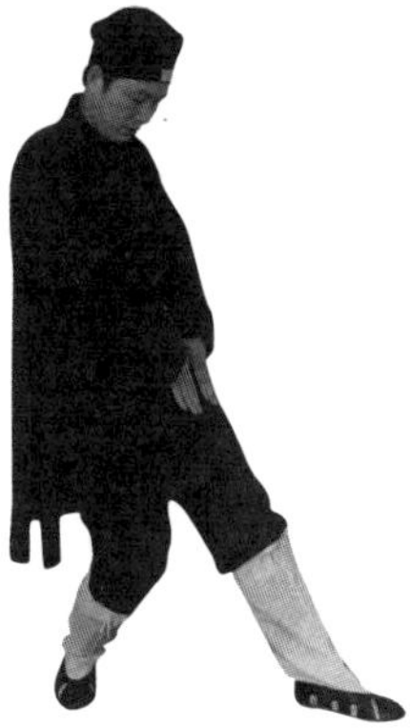

图 3-252

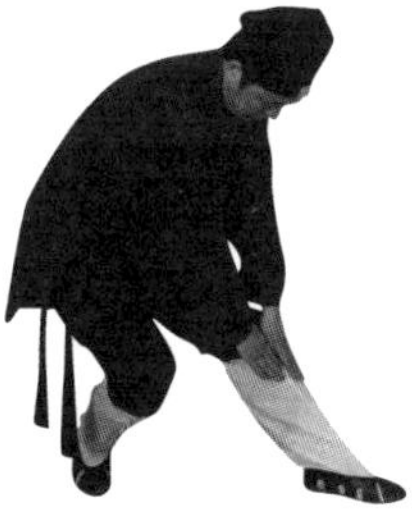

图 3-253

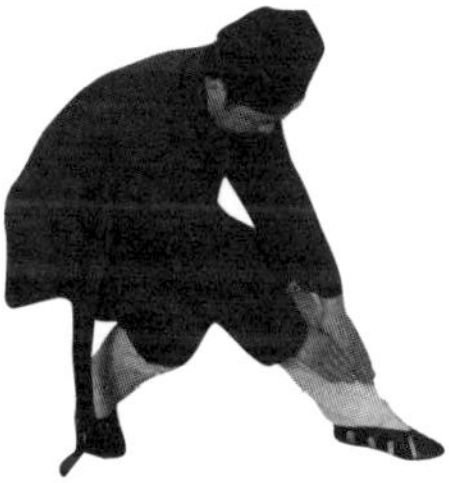

图 3-254

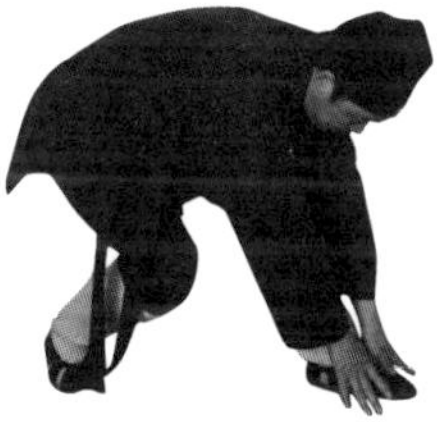

图 3-255

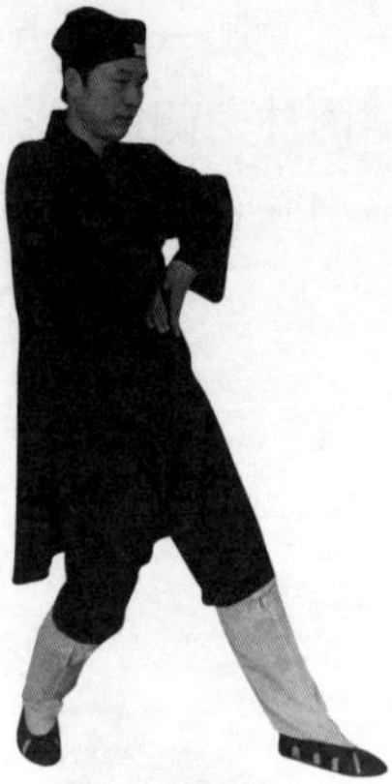

图 3-256

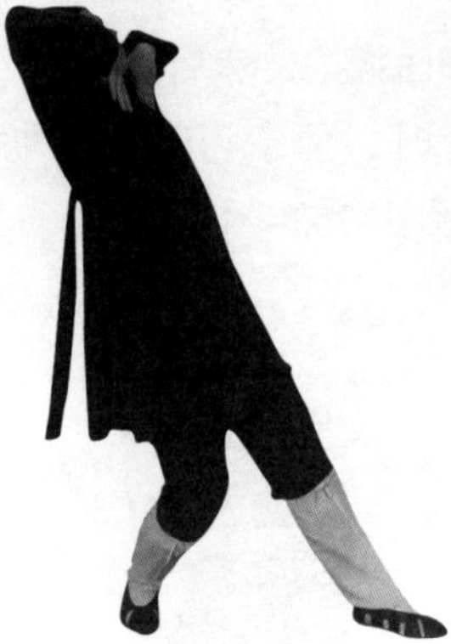

图 3-257

③如此上下推按 3 次后，身体重心移到两腿之间，身体右转，回正，两掌放于两肋旁。（图 3-258）

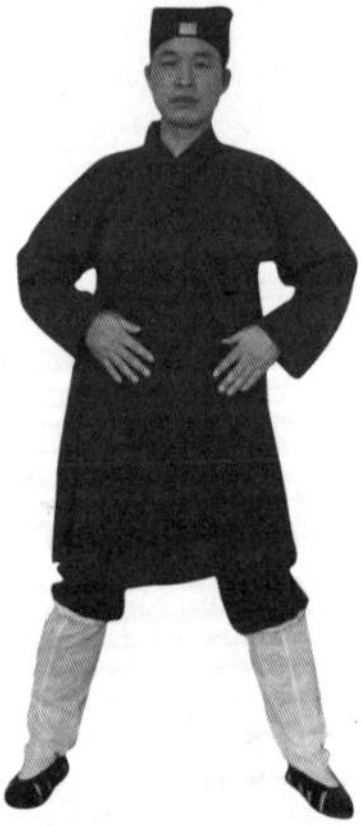

图 3-258

3. 按掌平气

【动作图解】

①接上动不停。用鼻孔吸气，两臂自体侧慢慢上抬，两掌心向上，再慢慢合于头顶上方，双掌心遥遥相对，至此气吸满。（图 3-259）

②接上动不停。再用鼻子呼气；同时，两掌翻掌下按，掌心向下。（图 3-260）

③接上动不停。双手慢慢下落至小腹前，掌心向下，呼气结束。（图 3-261）

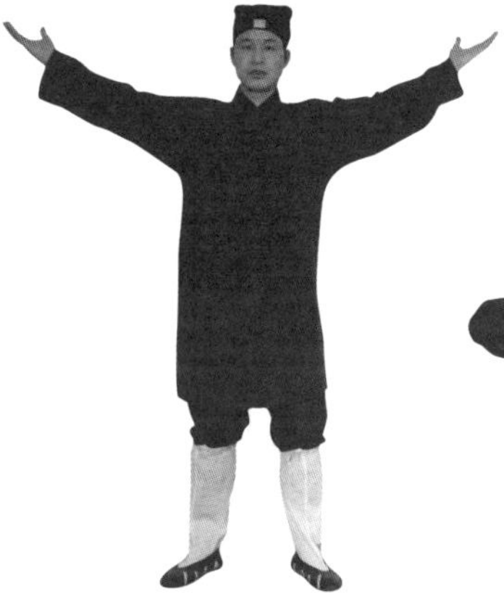

图 3-259

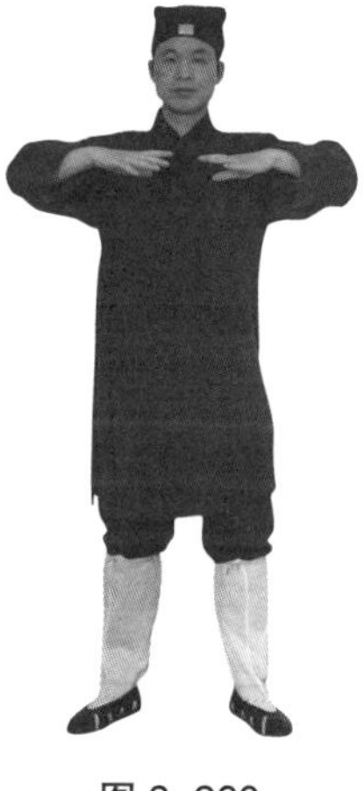

图 3-260

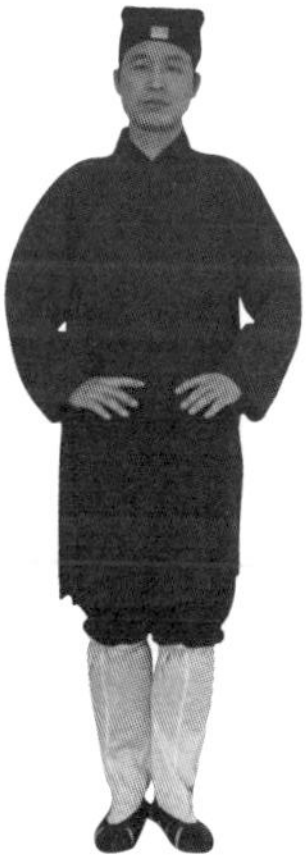

图 3-261

④如此呼吸导引，重复3次。

⑤以下动作分解同“起势”中的“抱圆守一”。（图3-262~图3-268）

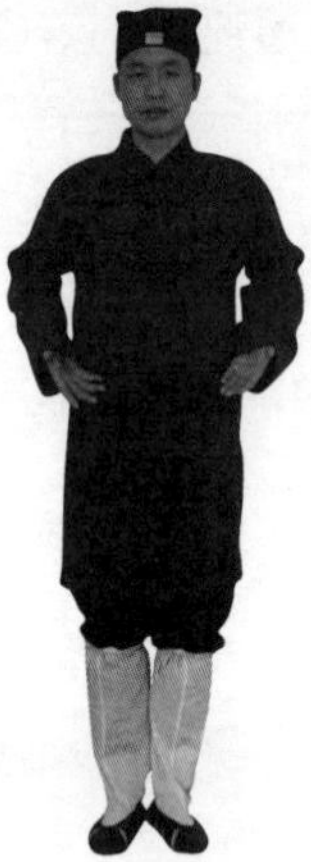

图3-262

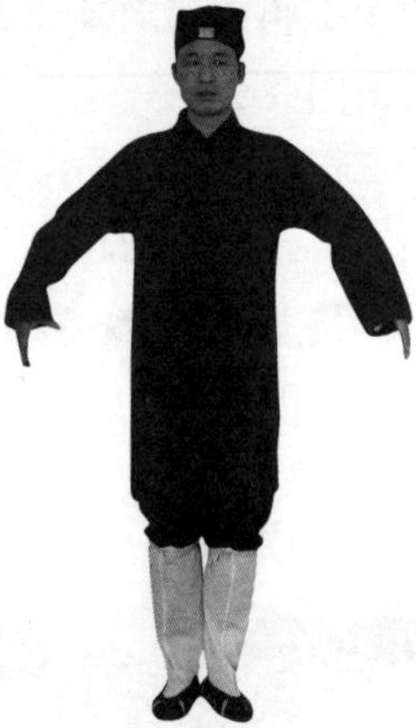

图3-263

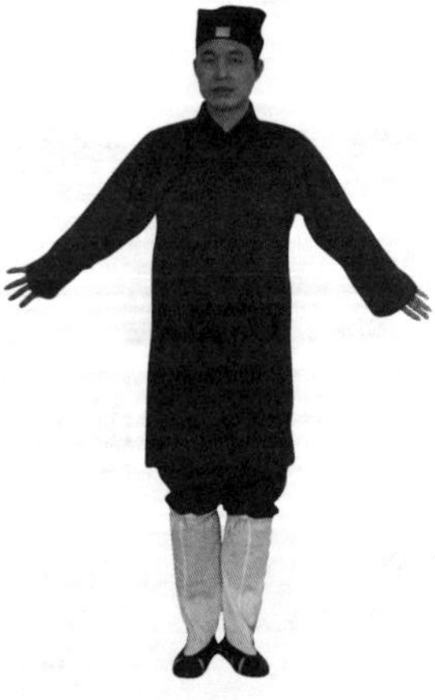

图3-264

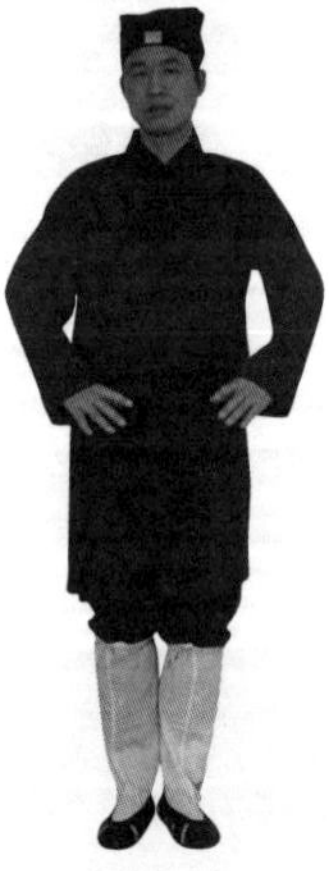

图3-265

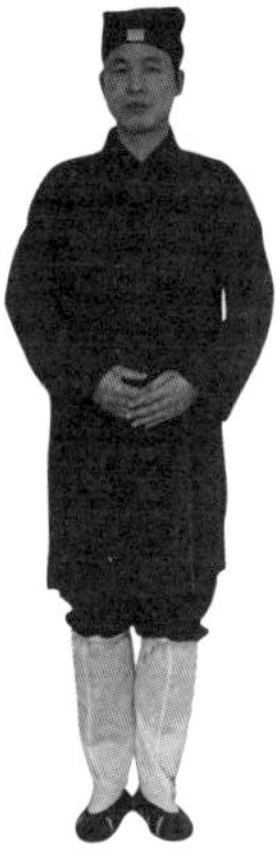
图 3–266

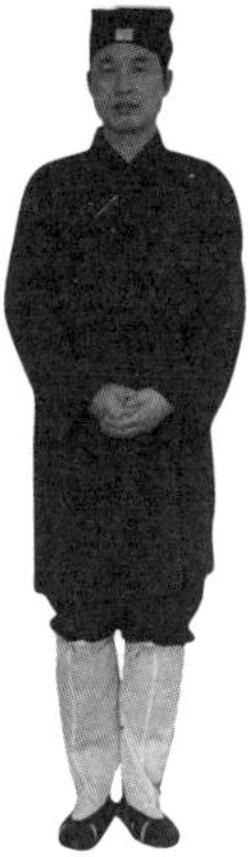
图 3–267

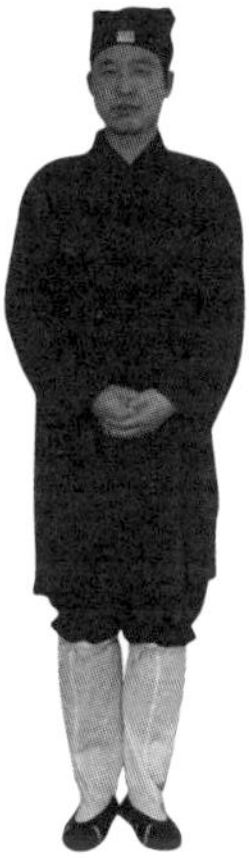
图 3–268

【吐纳方法】

①“抱圆守一”为功前调息动作。同“起势”中“抱圆守一”的吐纳方法。

②“沉已搓衣”整组动作，随身体起伏配合深长呼吸。向

下推按和向上按提为一组。通常情况，练习3组后再换另一方向练习3组。

【练习提示】

“沉已搓衣”右势的动作过程：

①提按两掌，掌心贴身体，自腹前升至胸前，腰随之向右转，面向右，两掌提按过程中要缓缓吸气；

②重心坐到左腿，呼气，两掌从右锁骨、右胸贴身向下，经过腰、大腿、小腿正面、脚背直到脚尖；

③吸气时，两掌从脚尖分开，贴脚背划过，经过脚的两侧，腿的两侧，到腰、右腹、右胸，重心继续后坐到左腿，身体微向后仰，两掌停在右侧锁骨处；

④呼气，双掌向下推按，经右胸、右腹、弯腰，再经右腿正面、右脚背，到右脚尖；

⑤吸气，与③同；

⑥上述动作重复3次。当第3次两掌停到右侧锁骨时，转身，两掌向下推按到腹前，呼气；

⑦两掌上提，腰向左转，左侧再做3组动作；

⑧左3次、右3次为一组动作，“沉已搓衣”为3组动作；

⑨左、右势动作相同，唯方向相反。

【易犯错误】

①重心掌握不好，吸气后仰，站立不稳。

②支撑腿力量不足，不能屈膝半蹲，呼气前倾，两掌推按不到足尖。

【纠正方法】

①多做虚步练习，提高大腿肌肉支撑力量。

②多做后仰平衡练习，保持吐纳过程中的动作按规范完成。

【养生功效】

①引气行脉，调理脾胃、壮腰肾。

②疏通下肢经络，强筋健骨。

③对腰膝酸软，腰腿痛，坐骨神经痛有很好的辅助疗效。

第八式　阴阳调节

【歌诀】

抱圆守一静气站；阴阳别翅忙穿连；

吐纳呼吸随手走；再回抱拳意守丹。

1. 抱圆守一

【动作图解】

①同“起势”中的“抱圆守一”。（图 3-269~图 3-276）

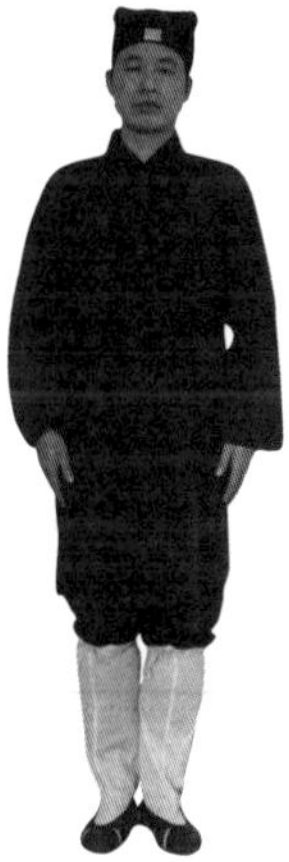

图 3-269

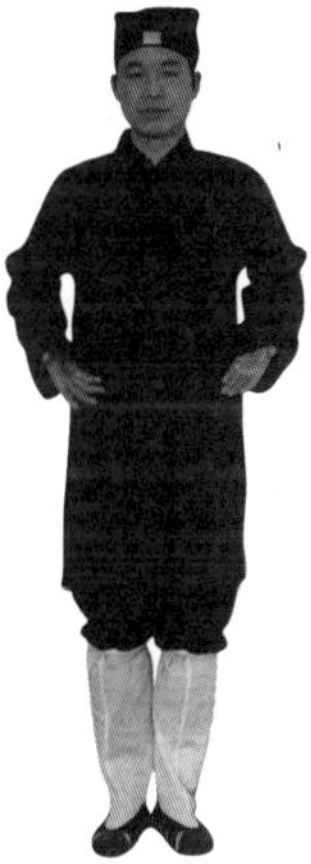

图 3-270

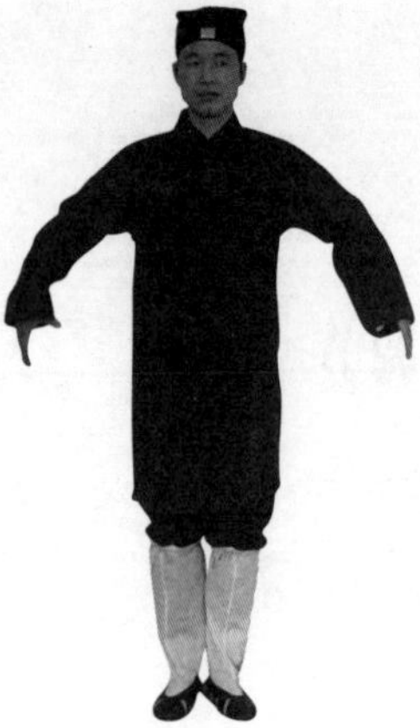

图 3–271

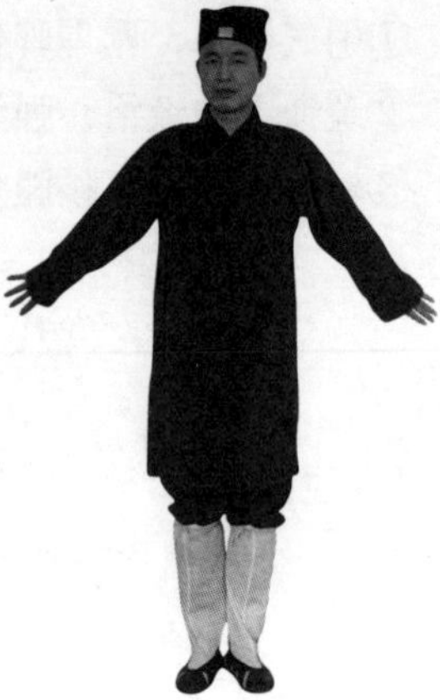

图 3–272

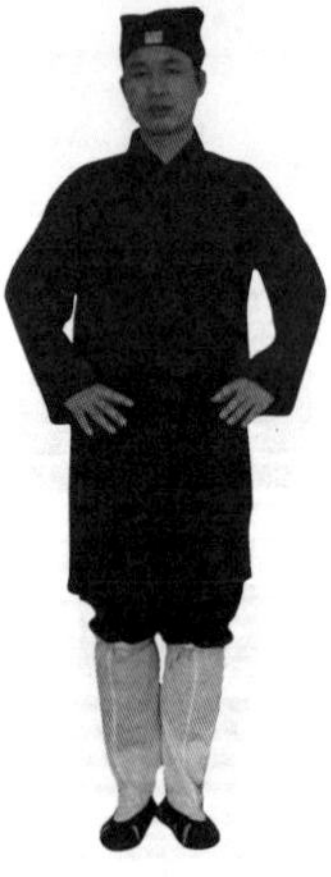

图 3–273

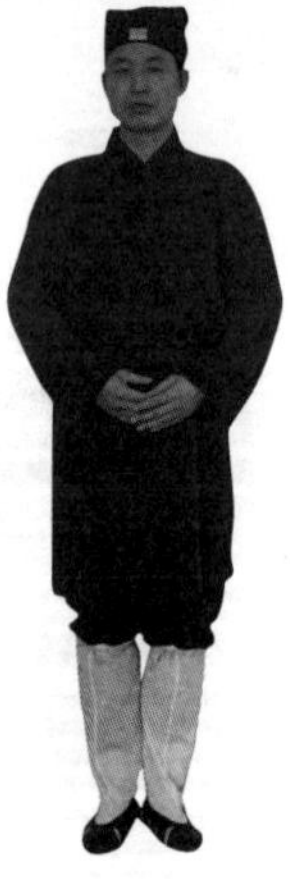

图 3–274

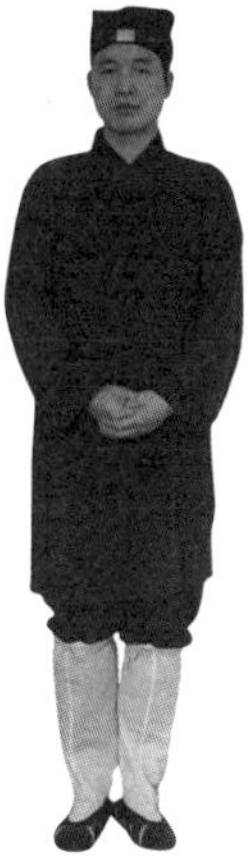

图 3-275

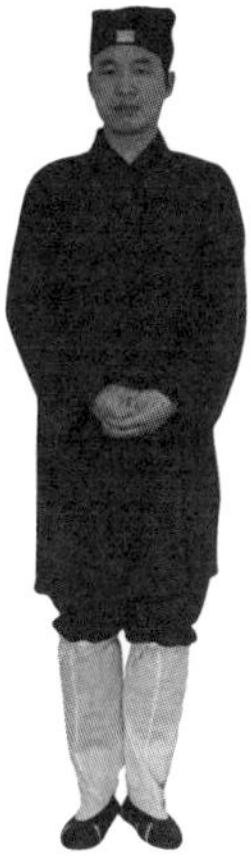

图 3-276

2. 阴阳别翅

【动作图解】

(1) 定步

①接上动不停。两腿自然站立，重心位于两腿之间，两臂自然向身体两侧平伸，掌指朝前，掌心向下。（图 3-277）

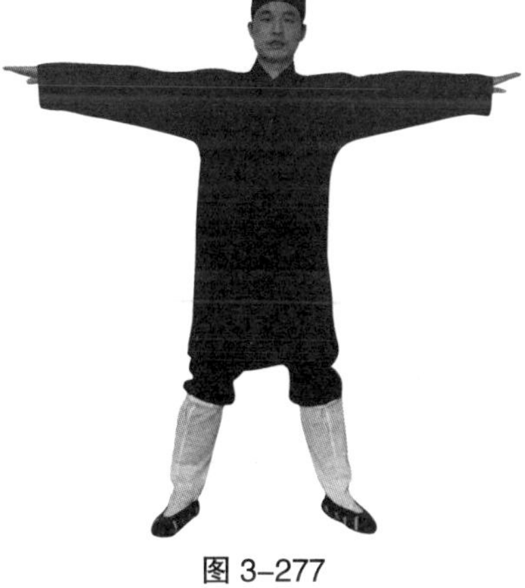

图 3-277

②接上动不停。假想自己有一束长胡须，随风飘扬，先以左手起，从右腮旁自右向左下方捋，同时身体左转，并随捋手动作慢慢吸气。当左手捋至左肋时，左掌沿左腰（带脉）以掌背向后搓推至右腰（肾）处；右手同时随转体由右向左裹掌，使右掌（劳宫穴）对准面部（人中穴）。（图 3–278、图 3–279）

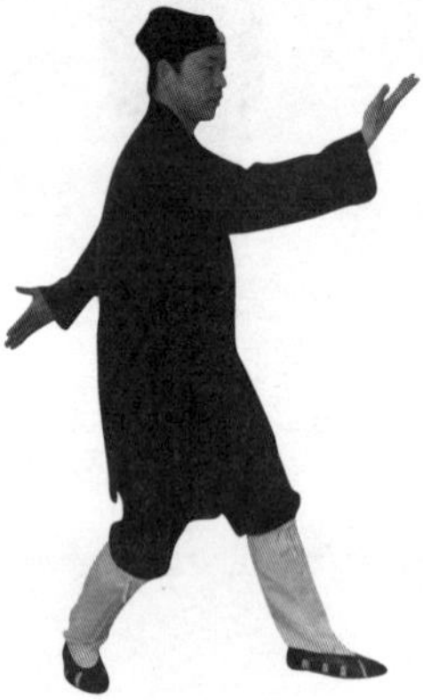

图 3–278

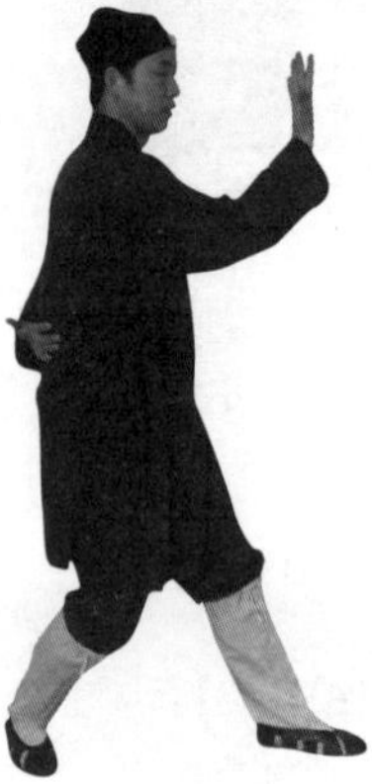

图 3–279

③接上动不停。身体右转，伴随吸气，两腿自然站立，重心位于两腿之间，两脚跟提起；同时，两掌自然回落，然后两臂向身体两侧平伸，掌指朝前，掌心向下。（图 3–280）

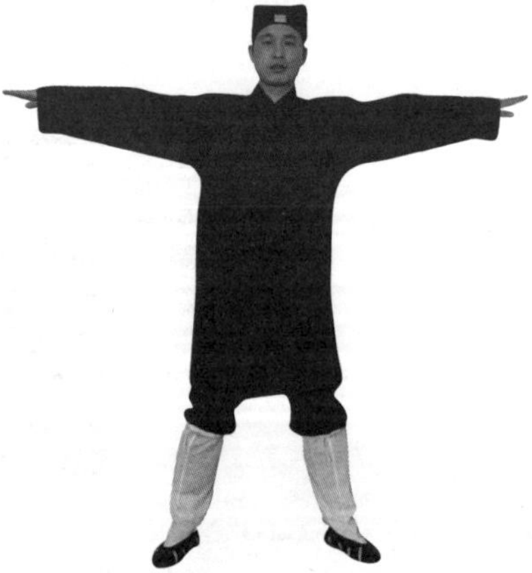

图 3–280

④接上动不停。身体继续右转，伴随呼气，身体后坐，重心偏移到左腿；左手同时随转体由左向右裹掌，使左掌（劳宫穴）对准面部（人中穴）。收腹喷气，两脚跟震地；同时，右掌随转体沿右腰（带脉）用掌背向后搓推至左腰（肾）处。（图 3–281、图 3–282）

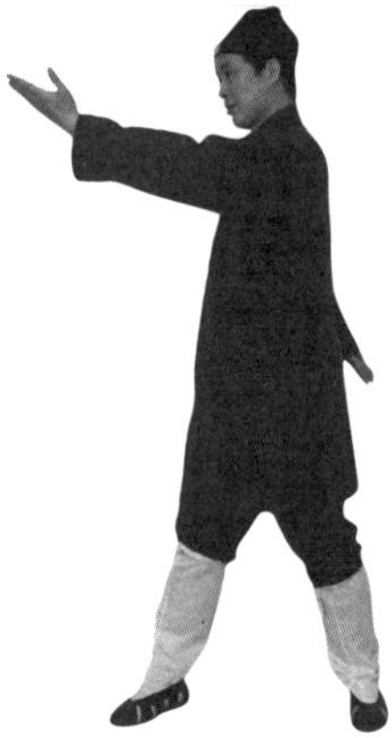

图 3–281

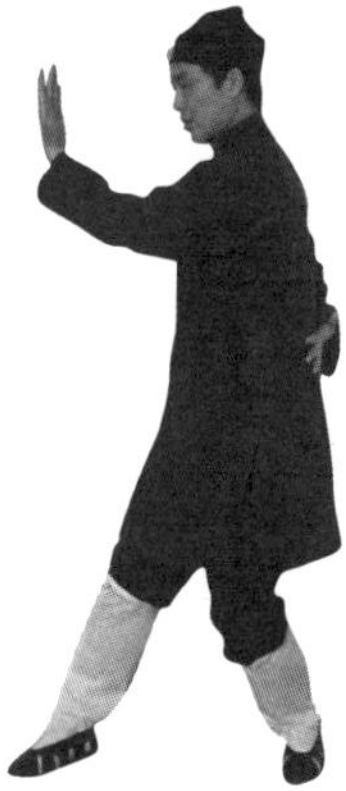

图 3–282

如此重复练习 3 次。根据自己的身体状况也可做 6 次或 9 次。

⑤左、右势动作相同。

以左势动作先吸气的，向右转动后就喷气；以右势动作先吸气的，向左转动后就喷气。

（2）*右势活步*

①接上动不停。左脚向右脚正前方上步；然后，右脚自后向前、向左脚左侧盖步；同时，假想自己有一束长胡须，随风飘扬，先以左手从右腮旁自右向左下方捋，同时身体左转。当左手捋至左肋时，左掌沿左腰（带脉）以掌背向后搓推至右腰（肾）处；右手同时随转体由右向左裹掌，使右掌（劳宫穴）对准面部（人中穴）。（图 3–283、图 3–284）

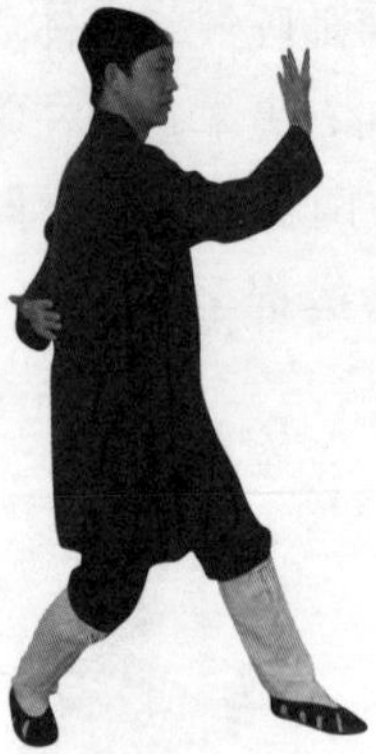

图 3-283

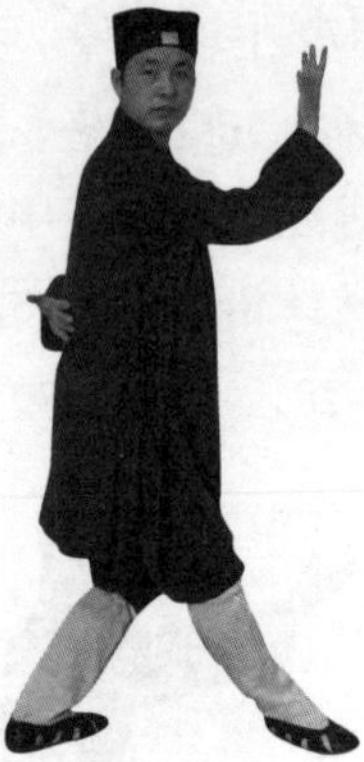

图 3-284

②接上动不停。身体右转，左脚后撤到右脚正后方；接着右脚再回撤到左脚右侧，到起步的原始位置；同时，随身体右转，右手从左腮旁自左向右下方捋。当右手捋至右肋时，右掌沿右腰（带脉）以掌背向后搓推至左腰（肾）处；左手随转体由左向右裹掌，使左掌（劳宫穴）对准面部（人中穴）。（图 3-285、图 3-286）

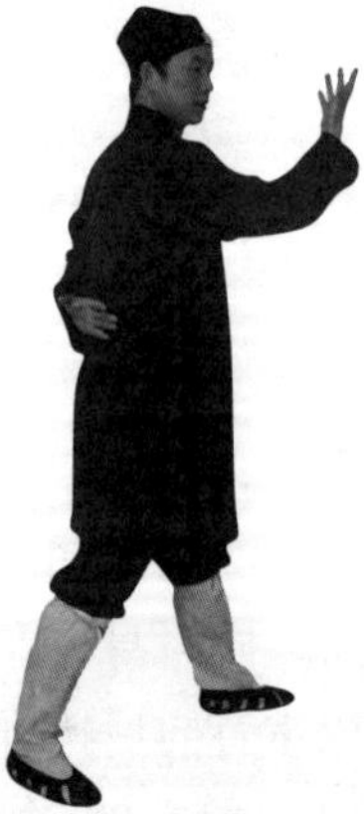

图 3-285

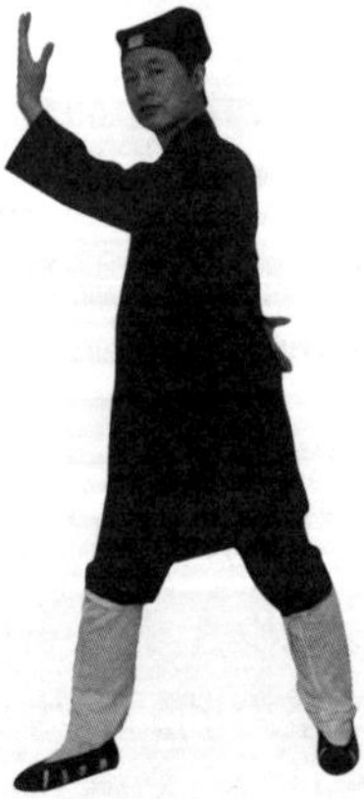

图 3-286

如此重复练习3次。根据自己的身体状况也可做6次、9次。

(3) 左势活步

方法同右势活步。右脚先向左脚正前方上步，然后左脚自后向前、向右脚右侧盖步；接着右脚后撤到左脚正后方；再接着左脚再回撤到右脚左侧，回到原来位置；手法不变，方向相反。（图3-287~图3-290）

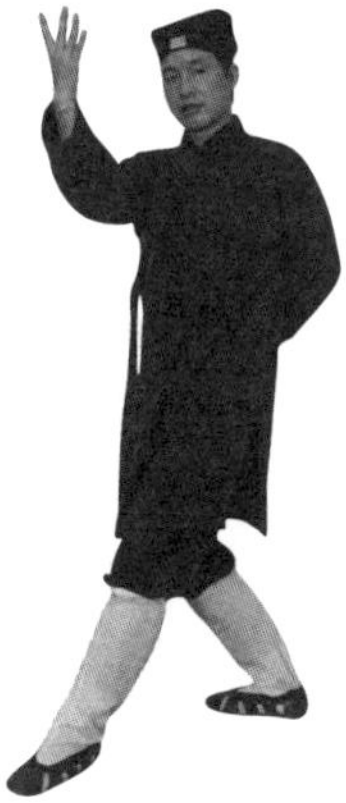

图3-287

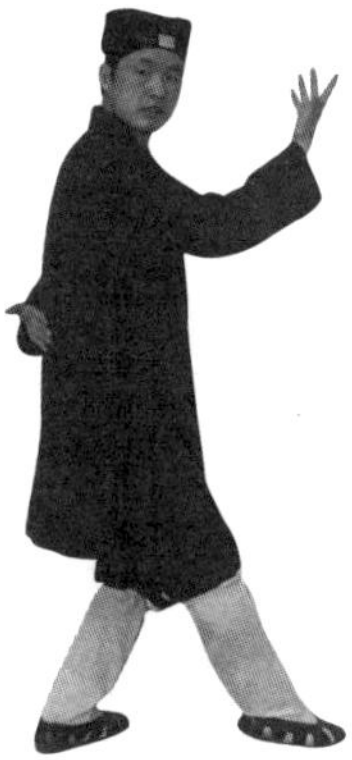

图3-288

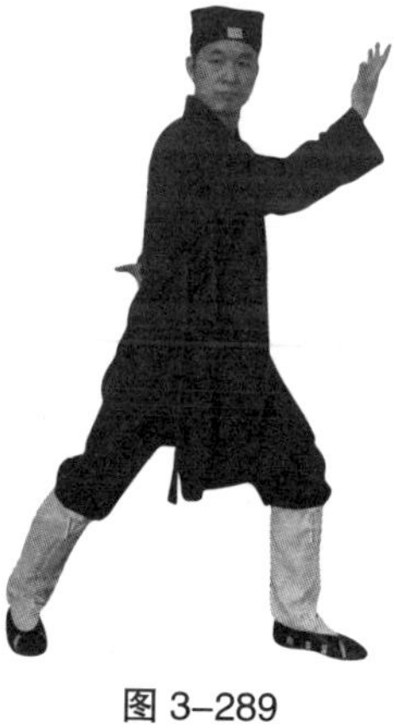

图3-289

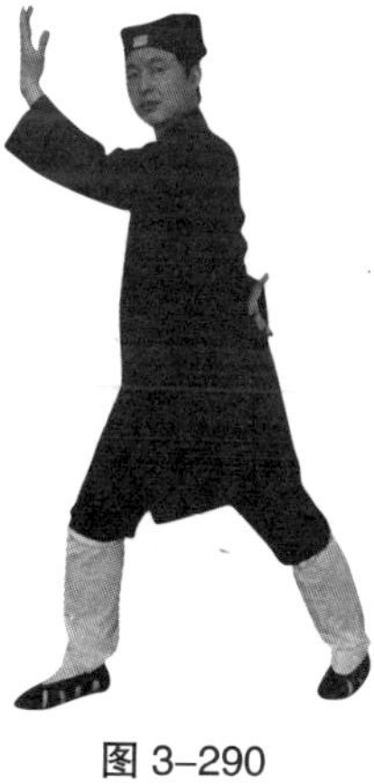

图3-290

如此重复练习 3 次。根据自己的身体状况也可做 6 次、9 次。

3. 按掌平气

【动作图解】

①接上动不停。用鼻孔吸气，两臂自体侧慢慢上抬，两掌心向上，再慢慢合于头顶上方，双掌心遥遥相对，至此气吸满。（图 3-291）

②接上动不停。用鼻子呼气；同时，两掌翻掌下按，掌心向下。（图 3-292）

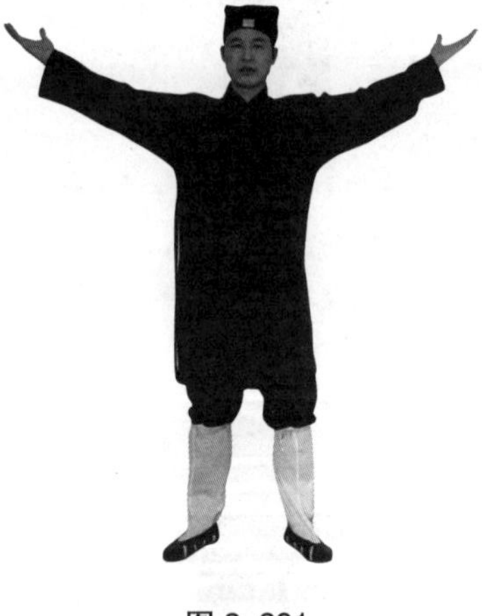

图 3-291

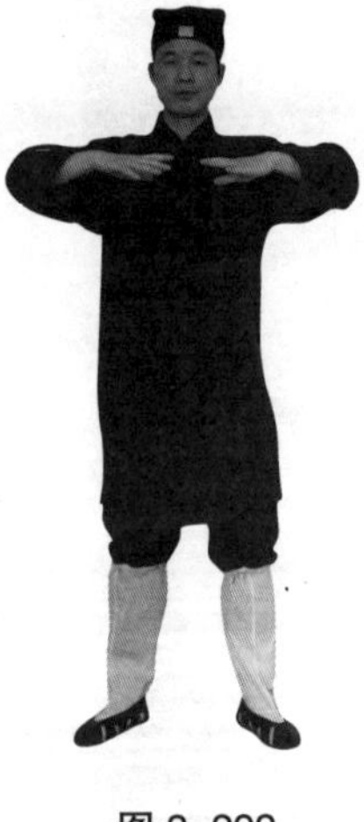

图 3-292

③接上动不停。双手慢慢下落至小腹前、掌心向下，呼气结束。（图 3-293）

④如此呼吸导引，重复 3 次。

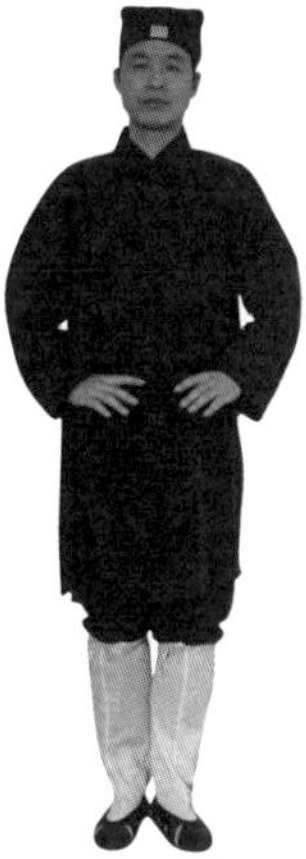

图 3-293

⑤同“起势”中的“抱圆守一”。（图 3-294~图 3-301）

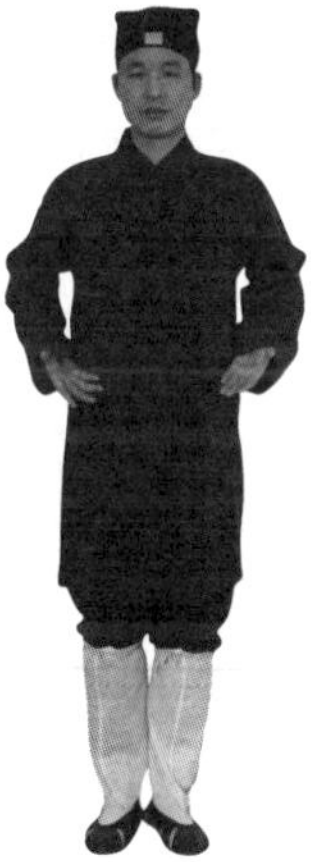

图 3-294

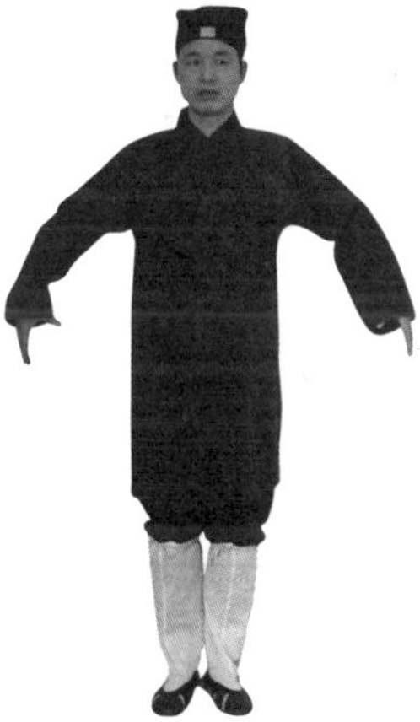

图 3-295

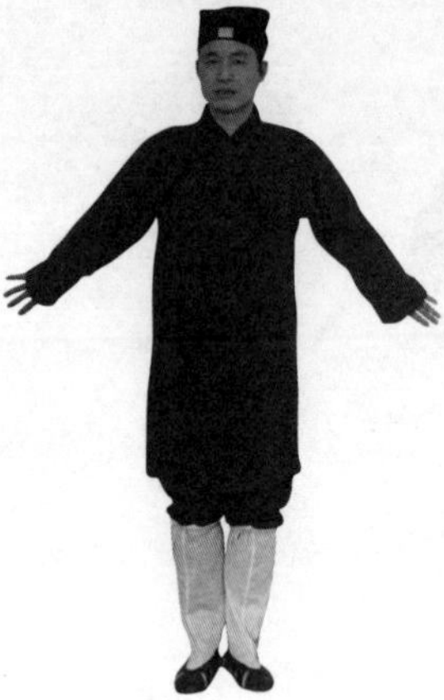

图 3-296

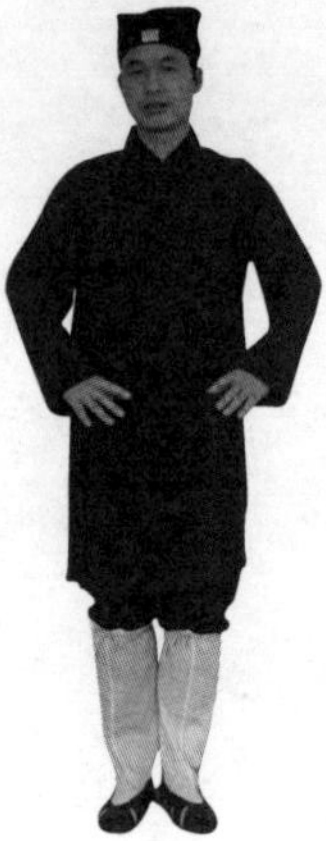

图 3-297

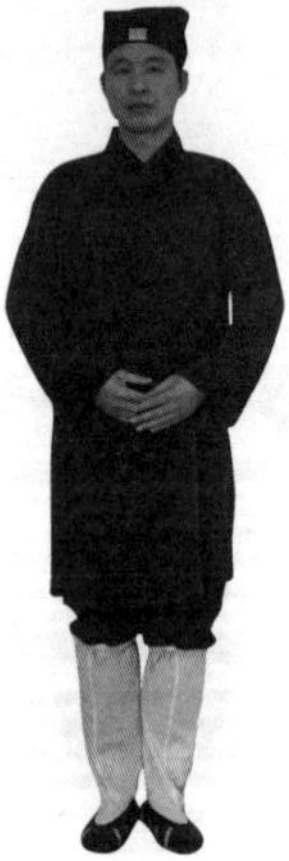

图 3-298

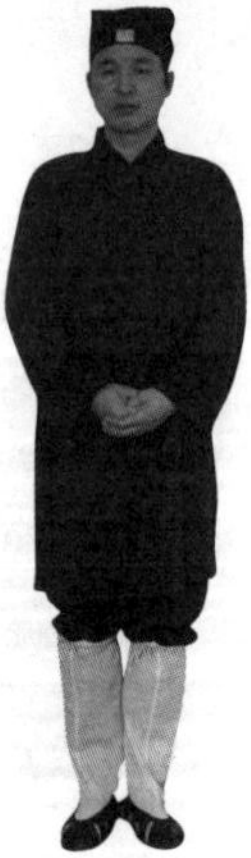

图 3-299

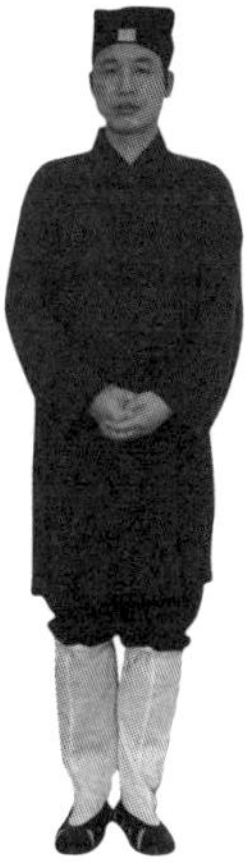

图 3–300

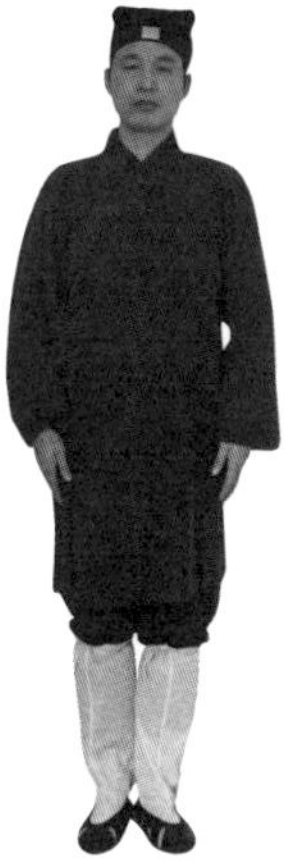

图 3–301

【吐纳方法】

①“抱圆守一”为功前调息动作，同“起势”中“抱圆守一”的吐纳方法。

②定步练习“阴阳别翅”时，如果身体向左转时吸气，身体向右转体时就喷气；反之亦然。吸气时应缓，呼气时应急。缓，要深长，腹腔将气吸满；急，则喷气，要快速、短促、有力。

③活步练习“阴阳别翅”时，呼吸讲求自然，特别是初期学习，更不能刻意配合呼吸。

【练习提示】

阴阳别翅活步练习法主要是学会熟练走步（阴阳别翅的步法，类似走秧歌步），要走四点。动作细节如下：

①第一步（右脚）虚踏，踩在起始点上，手先不动，左

脚、右脚上第一、第二两步；左手捋，左脚、右脚上第三、第四两步，右手捋。

②右手捋，自左肩开始，如同捋胡子的动作，斜过胸腹，经右臀，后腰直到左臀，再自后侧收回；左手捋与上面动作相同，唯方向相反。

③阴阳别翅有两种走法，一种方法是：先起右脚，将右脚踏在起始点，然后上左步，依次迈步。另一种方法是：先起左脚，将左脚踏在起始点，然后上右步，依次迈步。

④前两步吸气，后两步呼气。

⑤左、右势动作相同，唯方向相反。

【易犯错误】

①走活步时，步法变换不适应，双脚在走转中，调整步法容易混淆。

②手脚配合不协调。顾手顾不了脚；顾脚配合不上手上动作。

③不能在运动中保持“阴阳别翅”动作规范。

【纠正方法】

①在地上划正方形四个角点。按动作要求，走步踏点，由不习惯到习惯，多做多练。

②先做“阴阳别翅”定势动作，达到规范要求后，与地上划的四个点走步配合，达到协调统一。

③左右势的训练要均衡。先熟练一种方式，再训练另一种活步运动方式。

【养生功效】

①气行手走，左右穿连，尤其对肩周炎、腰椎间盘突出有辅助疗效。

②通过腰的转动，带动肩部活动，起到疏通夹脊，练养心肺之功用。

③左右转动，四肢关节协调，可改善软骨组织血液循环，提高四肢肌肉力量及活动能力。

第九式　百邪难侵

【歌诀】

抱圆守一静气站；坐马三颠抖自然；
呼吸调节任君意；再回抱拳意守丹。

1. 抱圆守一

【动作图解】

①同“起势”中“的抱圆守一”。（图 3-302~图 3-309）

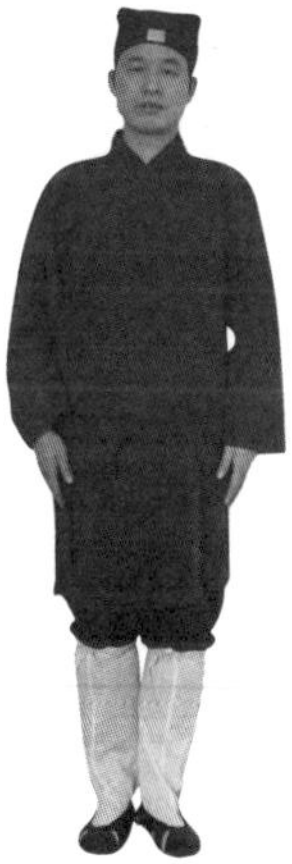

图 3-302

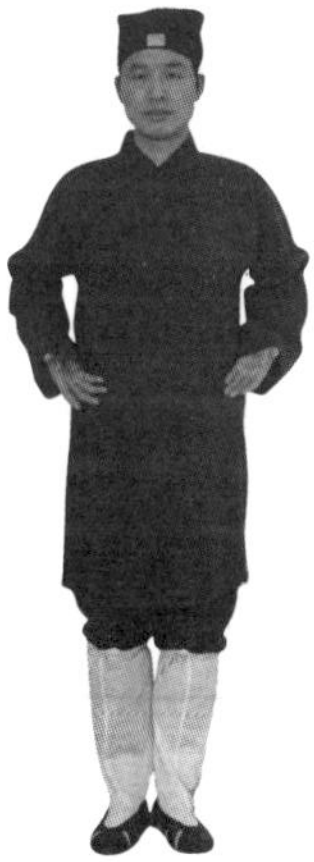

图 3-303

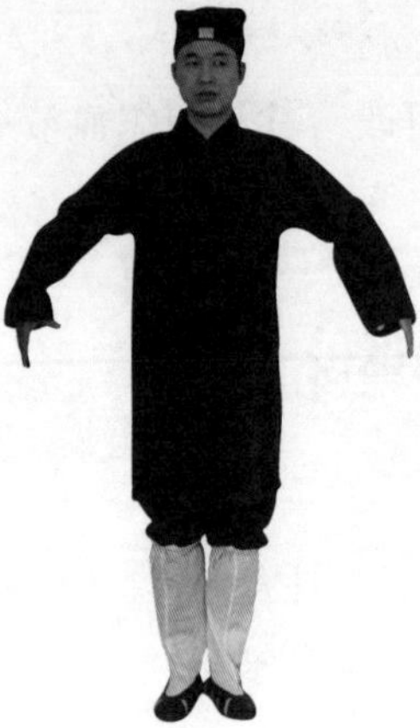

图 3–304

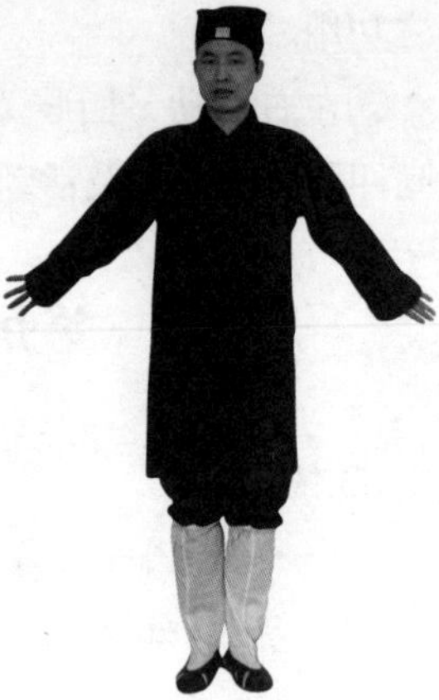

图 3–305

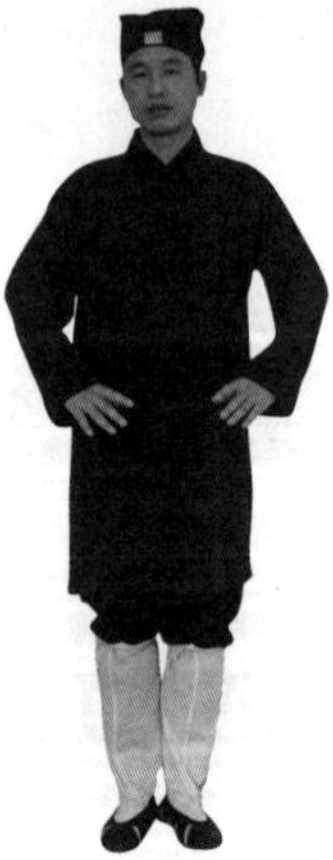

图 3–306

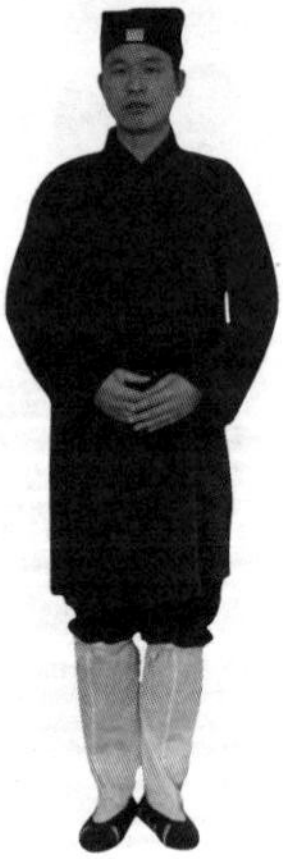

图 3–307

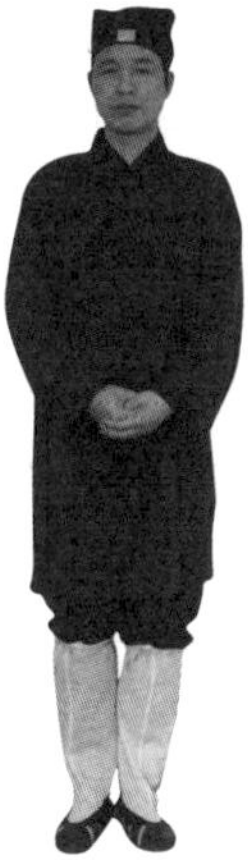
图 3–308

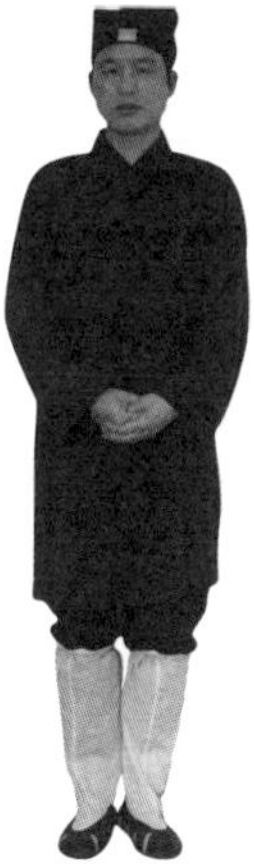
图 3–309

2. 坐马三颠

【动作图解】

①接上动作。两手变掌，两臂自然分开，放于身体两侧，身体直立，全身放松。（图 3–310）

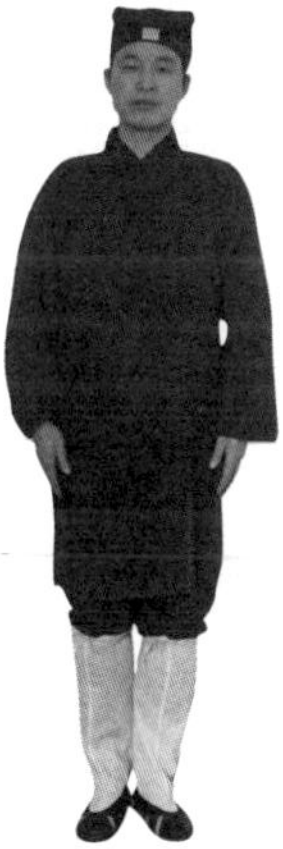
图 3–310

②接上动不停。左脚向左侧横开半步，与肩同宽或稍宽，重心位于两腿之间；两臂自然放松，两前脚掌用力，脚跟提起、放下、再提起、再放下，起伏，抖动身体。抖动的速度由慢到快，10余次后，再由快逐渐放慢速度。（图3–311）

③接上动不停。两臂随身体抖动，同时慢慢由体侧下方向身体正前方抬起，五指自然伸直，指间自然分开，以手腕为轴，上下甩动，即成“燕翅掌”。当两臂抬至与肩平时，保持手臂和身体的自然状态，同时随脚跟起伏抖动全身。（图3–312）

④接上动不停。随着身体的自然抖动，两臂慢慢向体前下落至身体两侧。（图3–313）

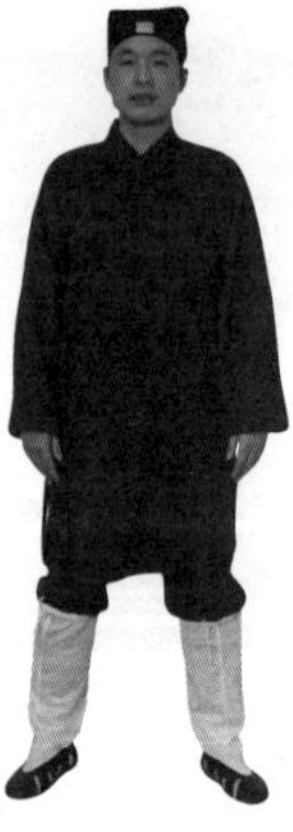

图3–311

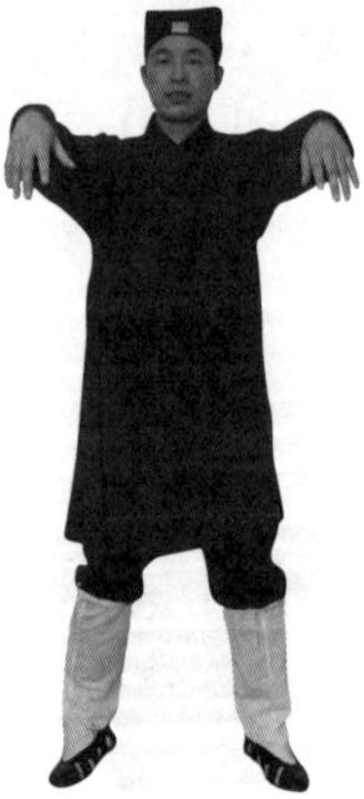

图3–312

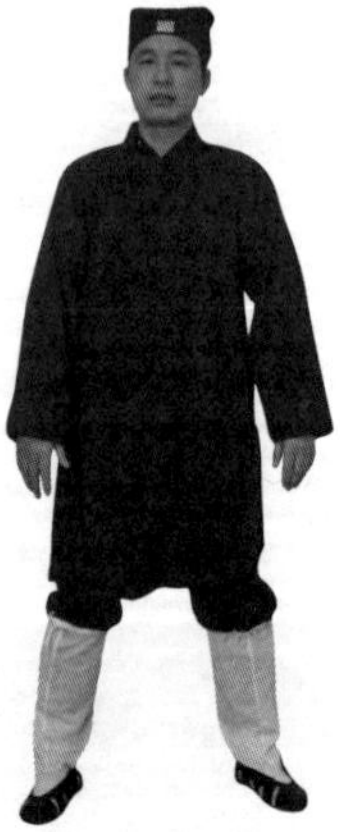

图3–313

⑤接上动不停。身体继续自然抖动，同时上体自然向左右转动，重心随之左右转移变化，带动两臂自然在体前、体后甩动，速度由慢到快，两臂前、后甩动 10 余次后，身体自然抖动幅度减小，速度变慢，逐渐停止。身体恢复到自然站立，重心位于两腿之间。（图 3–314~图 3–317）

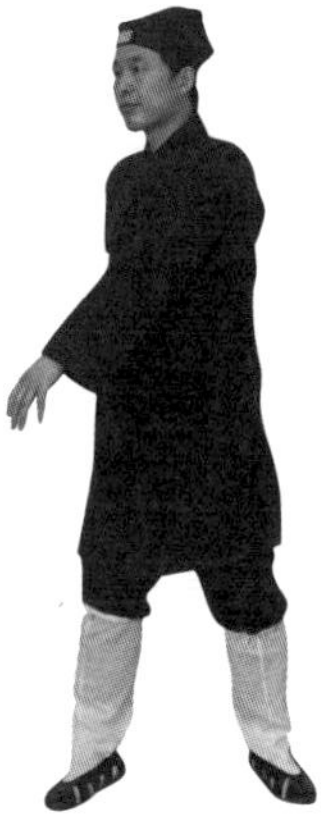

图 3–314

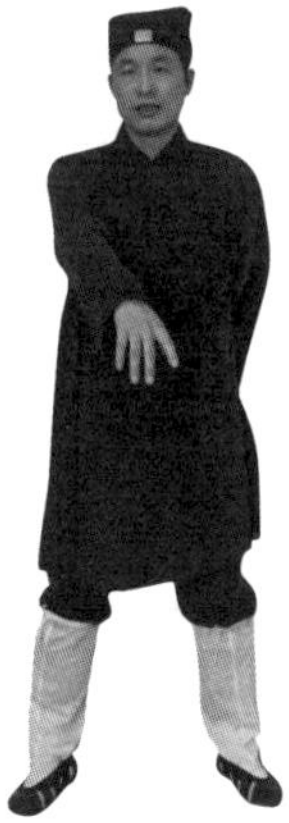

图 3–315

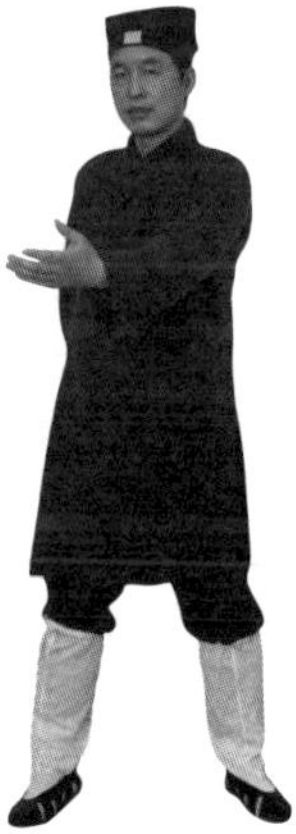

图 3–316

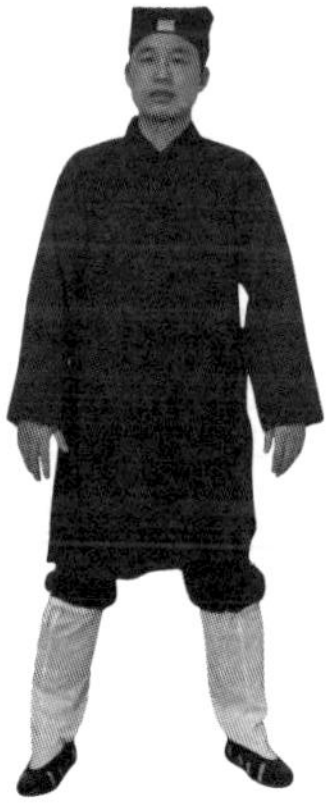

图 3–317

⑥接上动不停。双脚不动，左右扭动腰身，两臂在放松状态下随上体转动左右摇摆，身体随之下蹲，两臂抖动的速度由慢到快；随后身体起立，左右扭动腰身，两臂在放松状态下随上体转动左右摇摆，身体随之再下蹲，两臂抖动的速度由慢再到快。如此重复3次。（图3–318、图3–319）

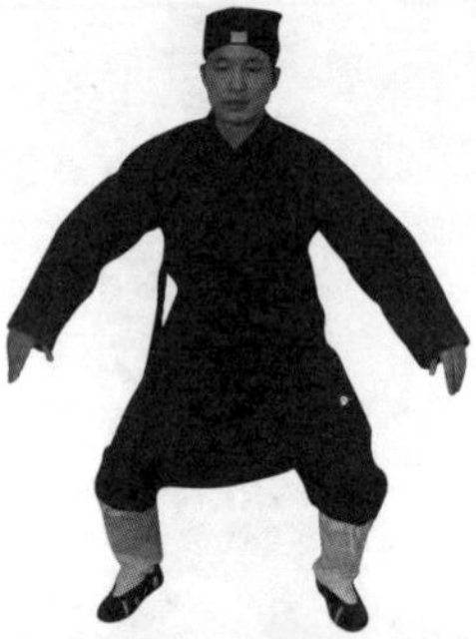

图3–318

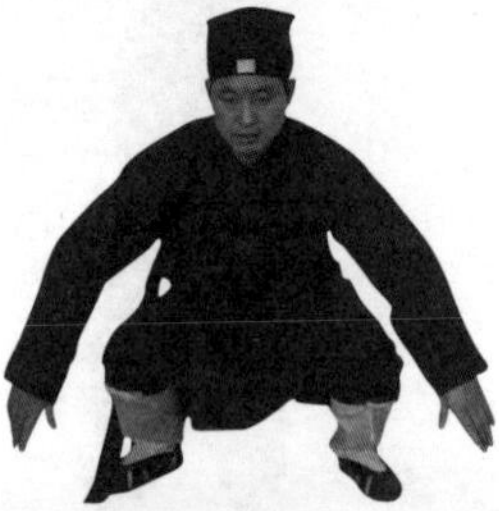

图3–319

⑦接上动不停。当身体随两臂抖动下蹲后，两腿直立，两臂向身体两侧由下向上平伸上托，然后两臂在头顶相合，两掌心相对，指尖朝上。（图3–320）

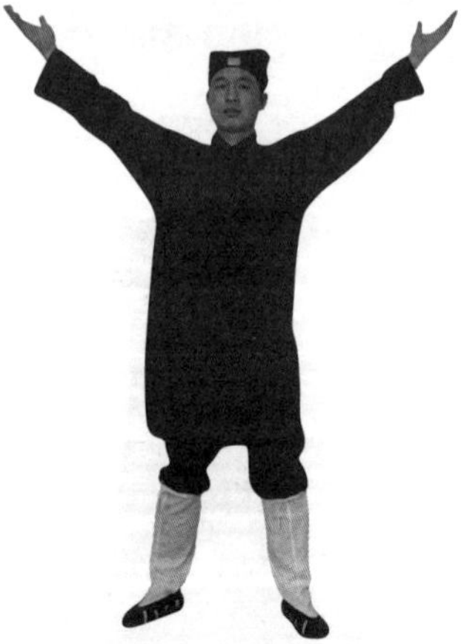

图3–320

⑧接上动不停。上体右转，两臂屈肘，两掌向体前下插，两手心相背，至胸前时，突然扭动腰身，两上臂左右摇摆，两前臂随两掌向体侧下插并自然划弧，身体随之下蹲。如此重复3次。（图3-321~图3-324）

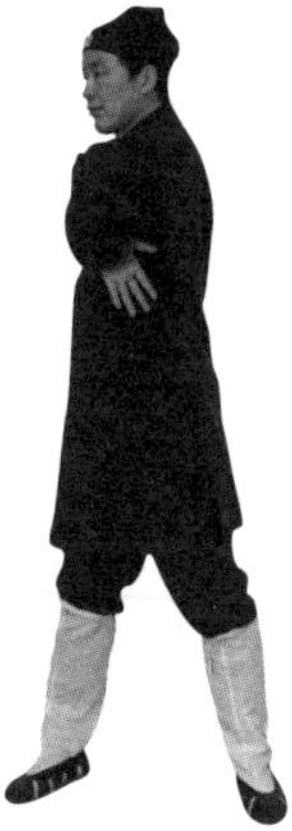
图 3-321

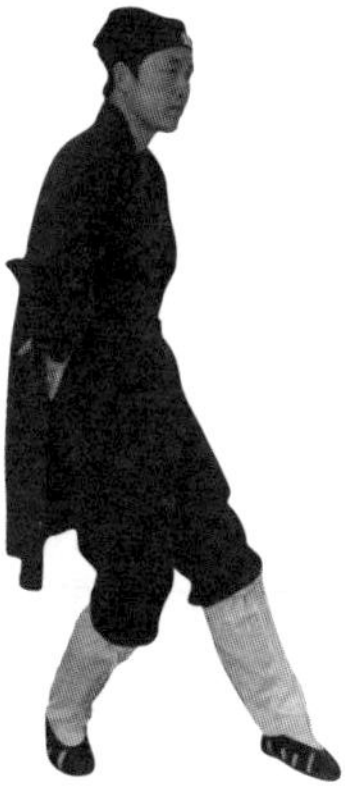
图 3-322

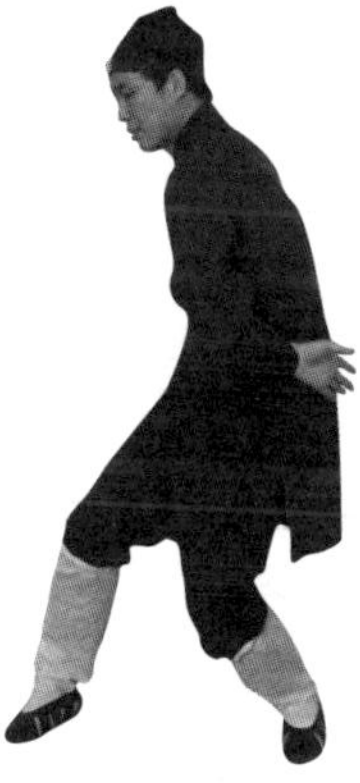
图 3-323

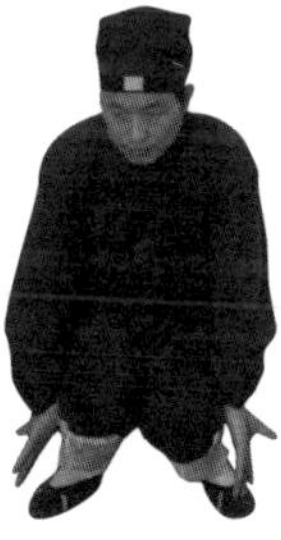
图 3-324

⑨接上动不停。身体在抖动中，慢慢起立；两臂随身体抖动，同时慢慢由体侧下方向身体正前方抬起，五指自然伸直，指间自然分开，以手腕为轴，上下甩动，即成“燕翅掌”。当两臂抬至与肩平时，保持手臂和身体的自然状态，同时随脚跟起伏抖动全身。（图 3–325）

⑩接上动不停。抖动全身 10 余次后，身体自然抖动幅度减小，速度变慢，两臂慢慢向体前下落至身体两侧，身体自然抖动逐渐停止。重心位于两腿之间。直至身体恢复自然站立。（图 3–326）

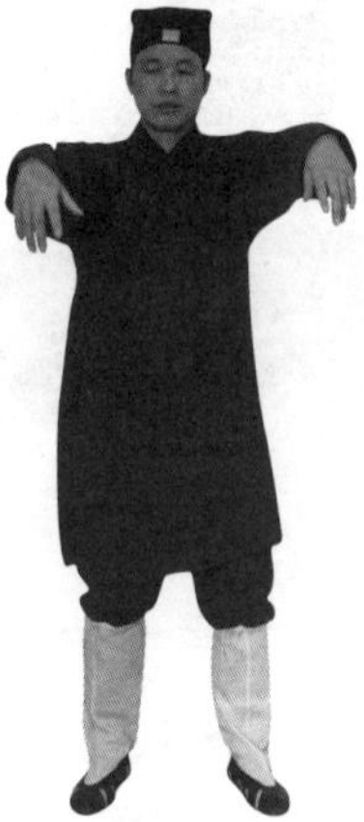

图 3–325

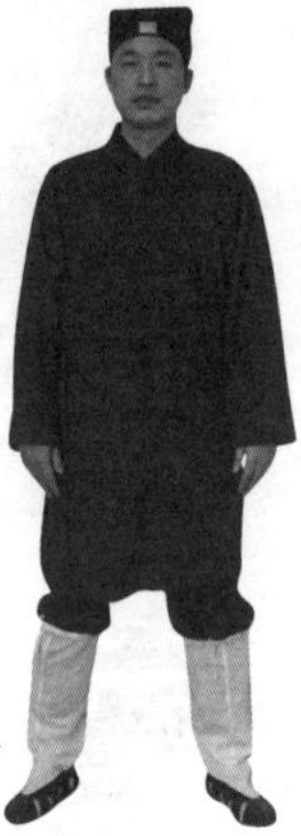

图 3–326

3. 捧气贯顶

【动作图解】

①接上动不停。两臂自体侧慢慢上抬，两掌心向上，两掌慢慢合于头顶上方，两掌心遥遥相对，用鼻子吸气，至此气吸满。（图 3–327、图 3–328）

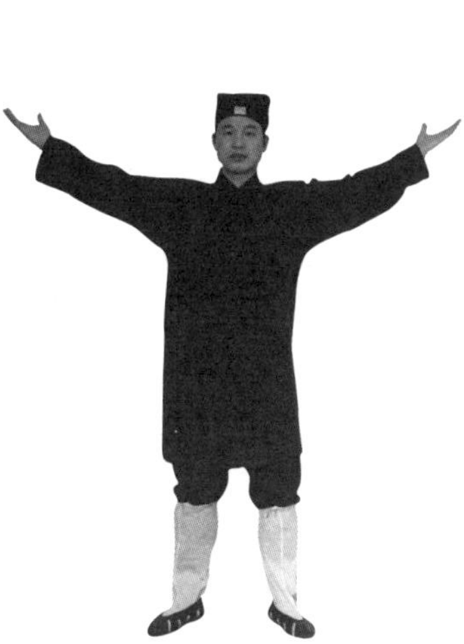
图 3-327

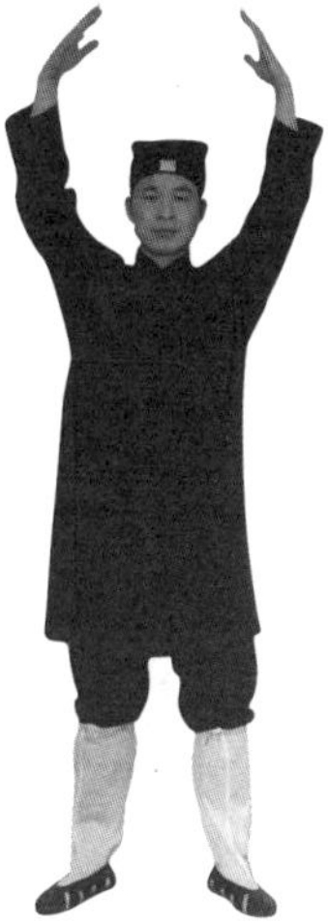
图 3-328

②接上动不停。用鼻子呼气；同时，两掌翻双掌下按，掌心向下，指尖相对。（图 3-329）

③两掌慢慢下落于身体小腹前，掌心向下，指尖相对，呼气结束。（图 3-330）

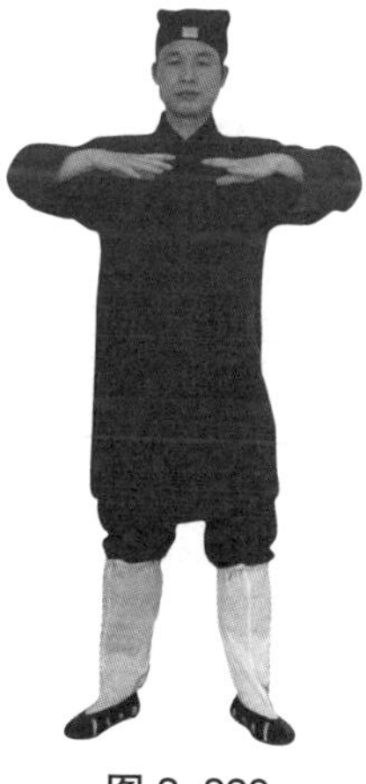
图 3-329

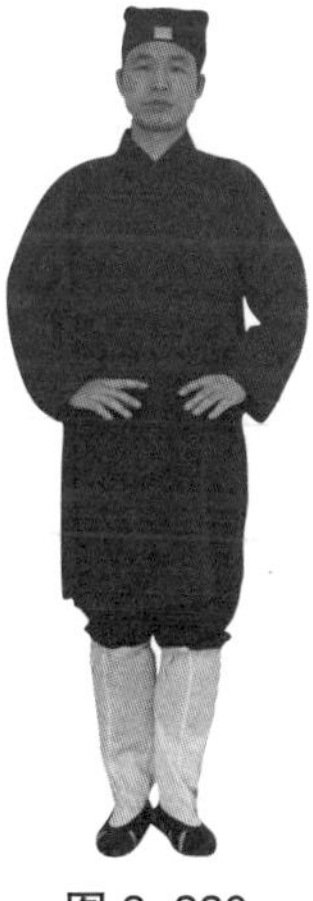
图 3-330

如此重复3次。

4. 抱圆守一

【动作图解】

同“起势”中的“抱圆守一”。（图3–331~图3–338）

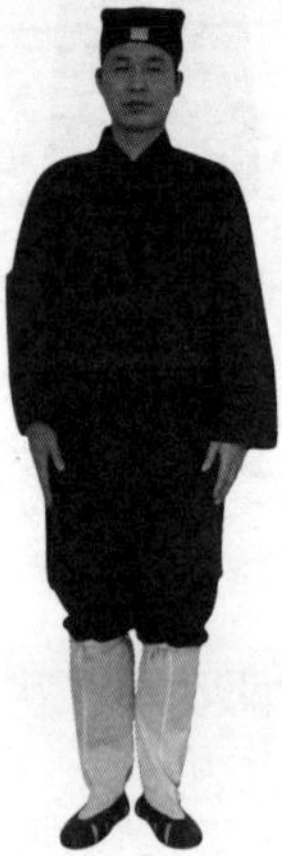

图3–331

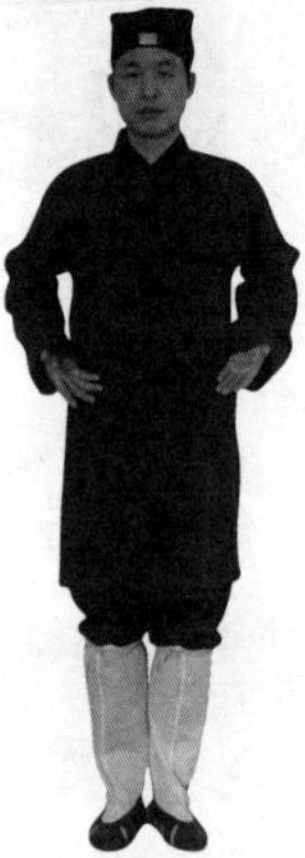

图3–332

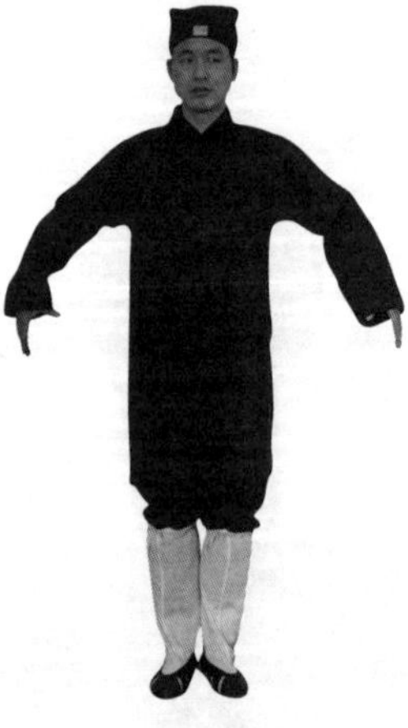

图3–333

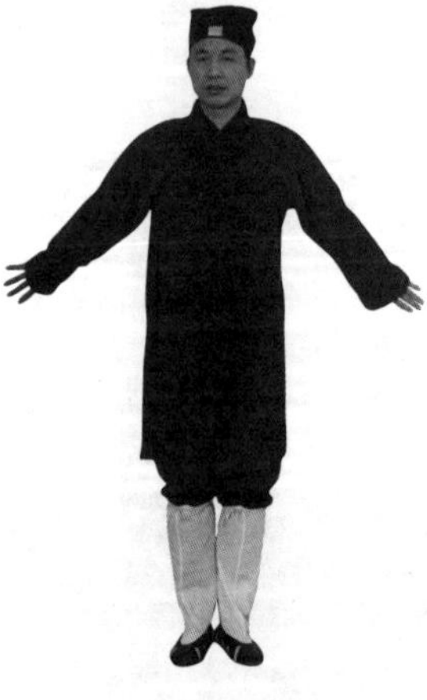

图3–334

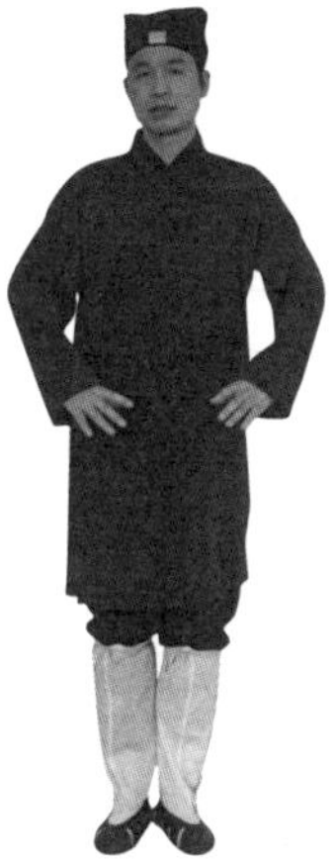

图 3–335

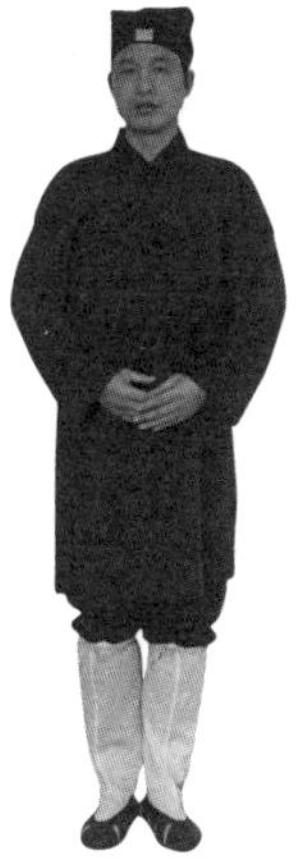

图 3–336

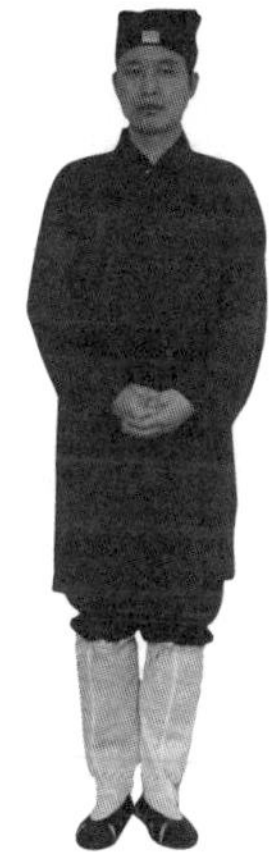

图 3–337

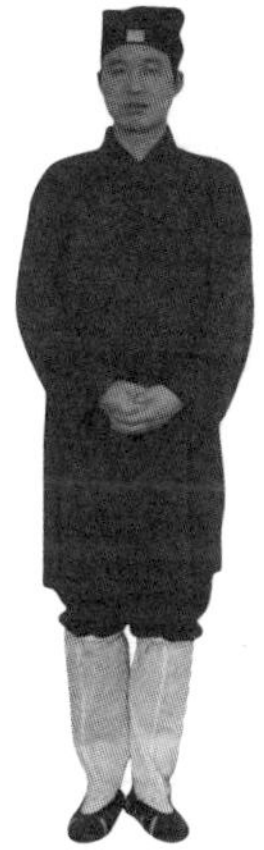

图 3–338

5. 金盆浴身

【动作图解】

①接上动不停。自然站立，两掌自然放于身体两侧。（图3–339）

②接上动不停。左脚向左侧横开半步，与肩同宽或稍宽，重心位于两腿之间；用鼻孔吸气，两臂自体侧慢慢上抬，两掌心向上，再慢慢合于头顶上方，两掌心相对，至此气吸满。（图3–340）

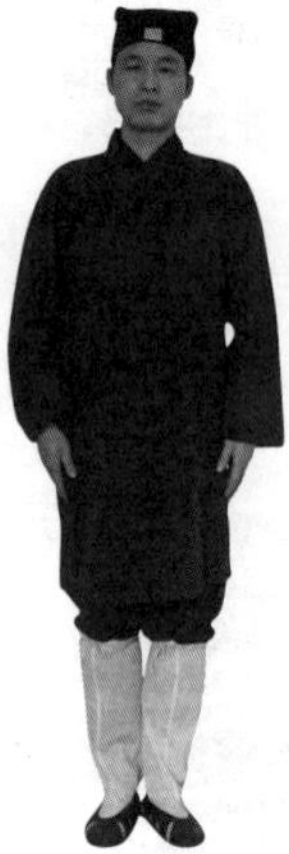

图 3–339

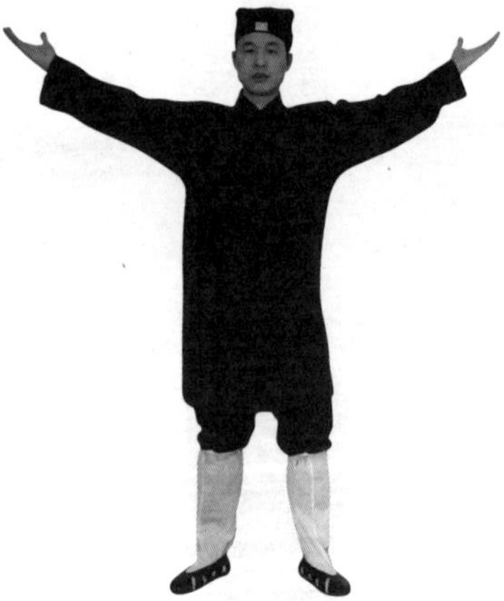

图 3–340

③接上动不停。用鼻子呼气；同时，两掌翻掌下按，掌心向下。两掌慢慢下落至腹前，呼气结束。（图3–341、图3–342）

④接上动不停。收左脚至右脚内侧，自然站立，两掌自然放于身体两侧。（图3–343）

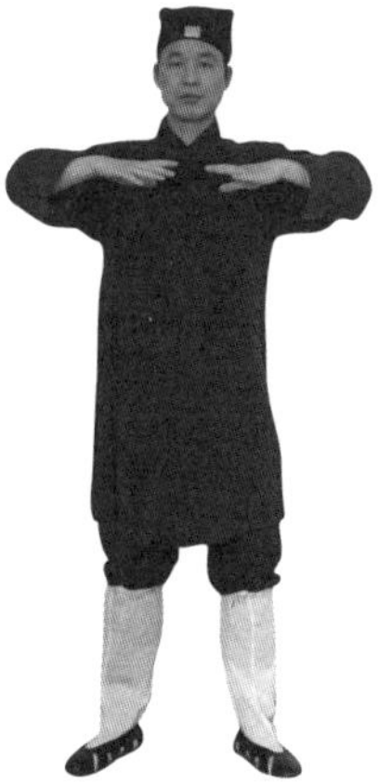

图 3-341

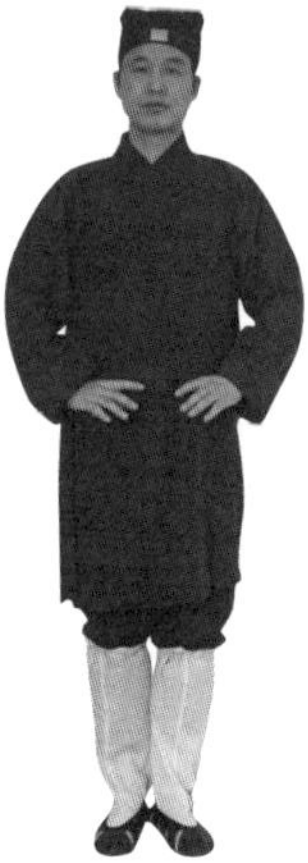

图 3-342

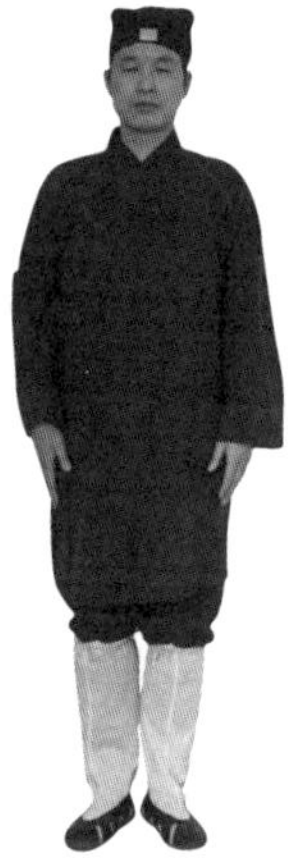

图 3-343

如此重复 3 次。

【吐纳方法】

①“抱圆守一”为功前调息动作。吸气的同时环抱双手呈阴阳子午诀，自然放于小腹前。然后自然呼吸，意守下丹田

（通俗说法是肚脐眼下1.3寸的区位）60秒钟为度。感受小腹部随呼吸一起一伏。也叫胎息动。

②“坐马三颠”整个抖动过程中，自然呼吸。

③“捧气贯顶”是一组全身心调理动作。共包含3种吐纳导引方法。

呼吸法。用鼻子吸气，双臂自体侧慢慢上抬，双掌心向上，再慢慢合于头顶上方，双手掌心遥遥相对，至此气吸满；然后用鼻子呼气，同时翻双掌下按，掌心向下。双手慢慢下落，垂至体侧，呼气结束。如此重复3次。

意念法。要有一个意识假想。吸气时，双目微闭，意想内视，人的身体就像一瓶混浊的水，呼气时，随着双手下按而意念自头顶下行，身体内假想的污浊之水面也随意念下降下行，从双脚下的涌泉穴外泄；人体流空之处都变得非常洁静，无色透明。所有的病气、浊气都随意念水面下降而下行，通过涌泉穴外泄入地。

意识假借法。它是一种养生有效的心理暗示方法。此方法操作得当，非常有助于身心健康。习练静坐功夫的人们，自然明白其中的玄机。这里不一一赘述。

当然，如果习练者还没有导引基础，还不能控制自己的意识假借，作为一般性的养生锻炼，也可以只用肢体动作配合呼吸吐纳，而不用意识假借这种导引方法。

④“金盆浴身”也是一组全身心调理动作。

一是呼吸法。吸气时，动作速度相对较缓慢；呼气时，动作速度相对较快。

二是意念法。也有一个意识假设。吸气时，双目微闭，意想内视，意想自己双手托起了一个金盆，盆里装满了洁净的金水，举过头顶后，翻盆从头上浇灌在人身体上一样，意念随水流下行。意想把身体表面上所有的脏物都冲洗掉了，身心俱佳。

⑤“捧气贯顶”与“金盆浴身”“周天行气”“按掌平气”的异同，在第六章“常见问题解答”中有专门的解答。

【练习提示】

做“坐马三颠”时，注意全身放松，好像人坐在飞奔的马上，来回上下颠抖。细则要求：

①脚尖落地，脚跟提起，全身放松，脚尖轻轻颤动，带动身体轻轻抖动，注意脚跟不要在随着身体上下颠抖时碰地。

②两手慢慢抬起至与肩平，手和身体随脚跟提起，抖动身体。

③两手慢慢下落至身体两侧，手和身体随脚跟提起，抖动身体。

④脚跟提起，继续抖动身体，重心随之左右转移，带动两手剧烈抖动。

⑤脚跟提起，继续抖动身体，幅度减小，慢慢变小，停止。

【易犯错误】

①练习者容易忽视整组动作的要领及重要性。

②抖动方法不对，不能在高度放松状态下，完成不同方式的抖动。

③“金盆浴身”的意识调整方式与“捧气贯顶”相混淆。

【纠正方法】

①深入领会“坐马三颠”的要义，正确认识此组动作在吐纳中的重要性。

②在教练的指导下，认真领会抖动的方法与要领，完成放松状态下的动作组合。

③“金盆浴身”与“捧气贯顶”是两组外表动作形式相

同，意识导引截然不同的两种呼吸导引方法。

“金盆浴身”呼气时配合意识短促；“捧气贯顶”呼气时配合意识慢、长、细、匀。要多加体会，认真区分。

【养生功效】

①全身自然抖动，使整个身体内外和谐蠕动，百邪难侵，自然健康。

②颠足可刺激人体的脊柱和督脉，使全身脏腑经络气血通畅，阴阳平衡。

③提脚跟抖震自己身体，可发展小腿后群肌力，拉长足底肌肉、韧带，提高人体的平衡能力。同时，抖震身体还能刺激下肢及脊柱各关节内外，并使全身肌肉得到很好的放松复位，有助于肌肉代谢产物的排出，解除肌肉紧张。

④“金盆浴身”意在引气归元，使全身之代谢附着物，以意识流的形式进行冲洗，使身心淋浴，心灵净化，遍体通畅，达到和气血，理脏腑的独特功效。

收势　狸猫洗脸

【歌诀】

收势名曰干洗脸；搓搓双手擦擦面；
劝君认真诚意练；康乐福寿尔占全。

1. 搓双手

【动作图解】

接上动作。身体站立姿势不变，双目自然睁开；两手在胸前合掌，掌心相对，两掌面互搓 10 次左右，以搓热为度。（图 3–344、图 3–345）

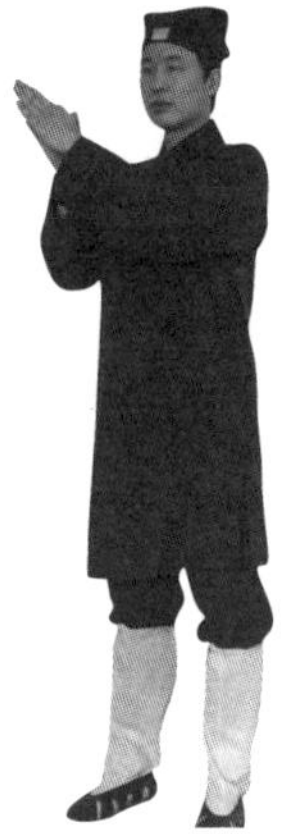

图 3-344

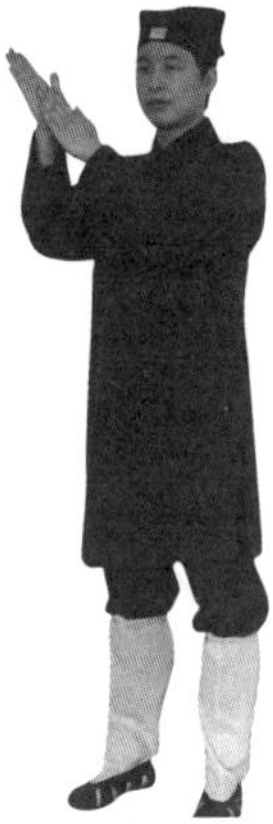

图 3-345

2. 熨面部

【动作图解】

①接上动不停。身体站立姿势不变。将搓热的两掌轻敷于额头上，两掌指相对，左右掌面微微用力，同时交替横搓。（图 3-346、图 3-347、图 3-348）

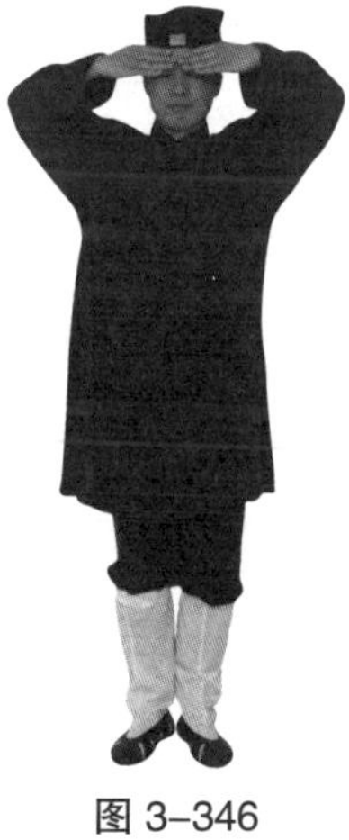

图 3-346

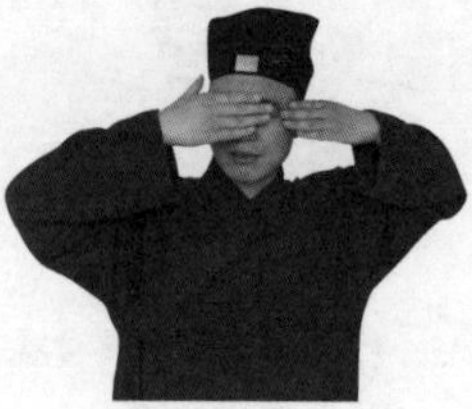

图 3-347

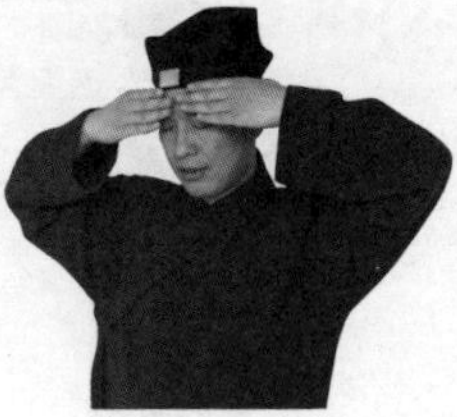

图 3-348

一来一回为 1 次，共 9 次。

②接上动不停。身体站立姿势不变。两掌指相对，两掌面下滑至两眼眶部位，两掌指同时交替轻揉横搓。（图 3-349、图 3-350、图 3-351）

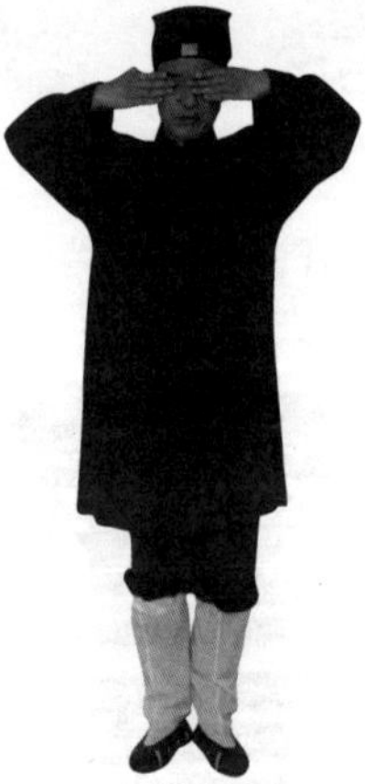

图 3-349

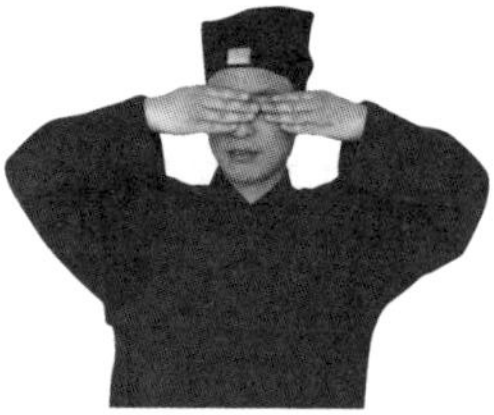

图 3–350

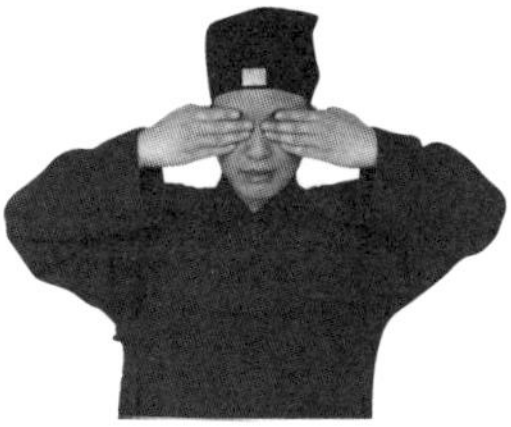

图 3–351

一来一回为 1 次，共 9 次

③接上动不停。身体站立姿势不变。两掌面轻贴于脸颊上，沉肩坠肘，两掌竖立，掌指向上，两掌面沿脸颊部位（四白穴）上下滑按搓动。（图 3–352、图 3–353）

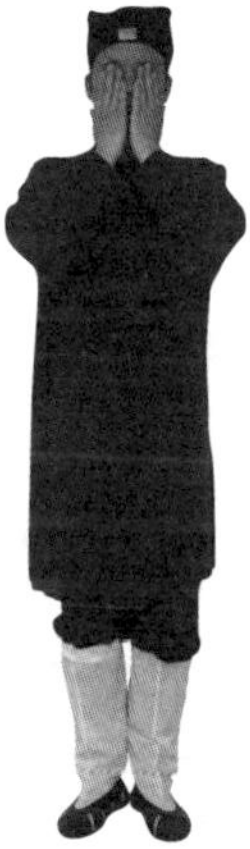

图 3–352

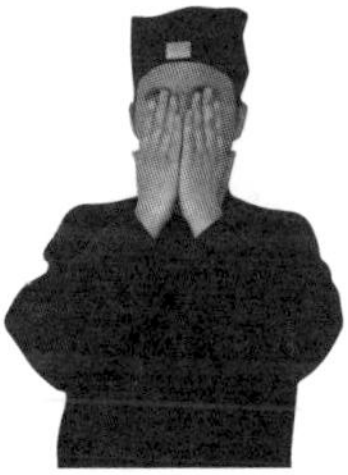

图 3–353

一来一回为1次，共3次。

④接上动不停。身体站立姿势不变。两肘抬平，与肩同高；两掌指尖相对，掌心向内，两掌敷按于嘴巴上，微用力，左右推拉，来回横搓，动作好似吹口琴。（图3–354~图3–356）

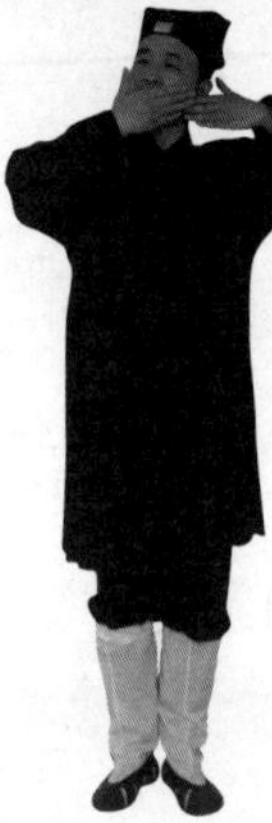

图3–354

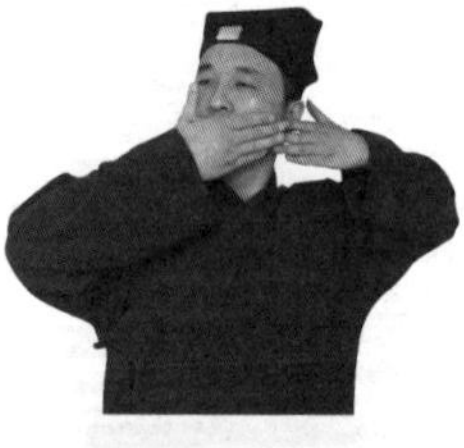

图3–355

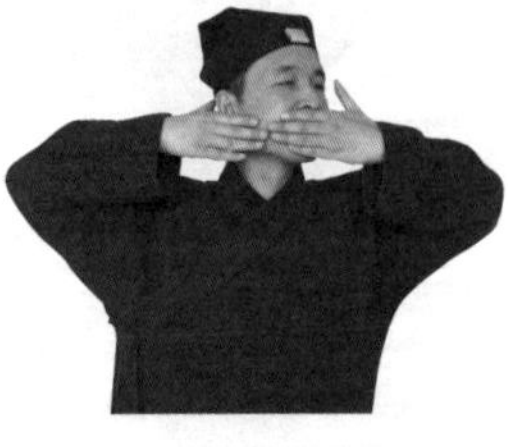

图3–356

一来一回为1次，共3次。

⑤接上动不停。身体站立姿势不变。两掌面轻贴于脸颊上，沉肩坠肘，两掌竖立，掌指向上，两掌心对整个面部按顺时针或逆时针进行揉按，舒适为度，次数不限。（图3–357）

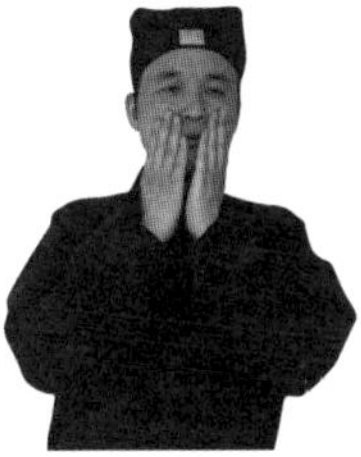

图 3-357

3. 收功

【动作图解】

①接上动不停。身体站立姿势不变。头自然后仰，两掌由下颌向咽喉部位自上而下推按。（图 3-358、图 3-359）

图 3-358

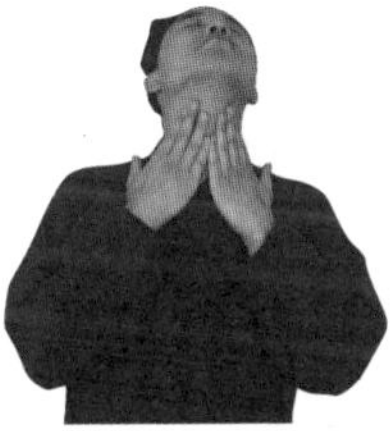

图 3-359

②接上动不停。身体站立姿势不变。两掌自咽喉部位向胸前推按，再经由小腹、大腿正面推按，身体随两掌向下推按而自然前屈。（图 3-360、图 3-361）

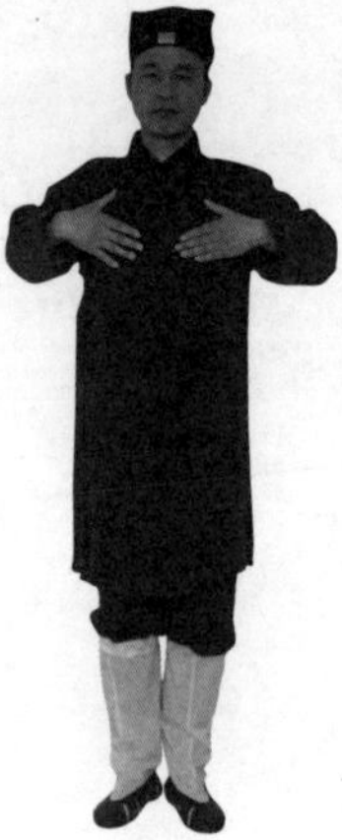

图 3–360

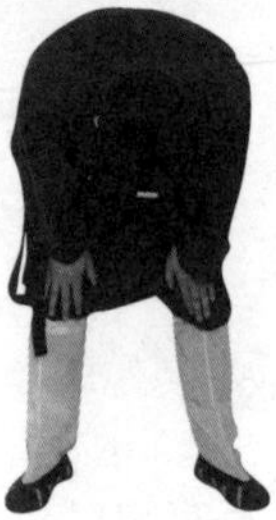

图 3–361

③接上动不停。两腿不动，身体随两掌向下推按而自然前屈。两掌自上而下推按到两脚踝、两脚面，再绕到脚后跟，经过小腿后侧、大腿后侧，过臀到后腰，轻揉腰 3 次。（图 3–362~图 3–366）

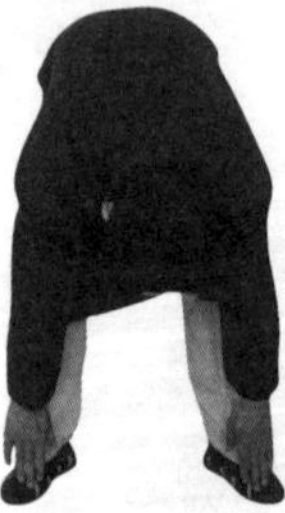

图 3–362

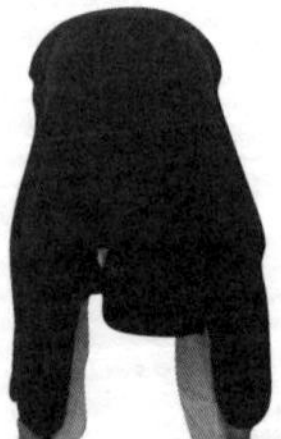

图 3–363

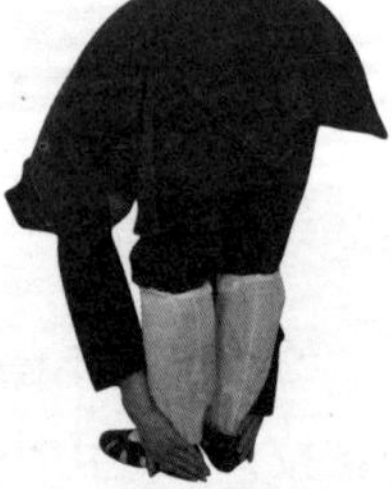

图 3–363 附图

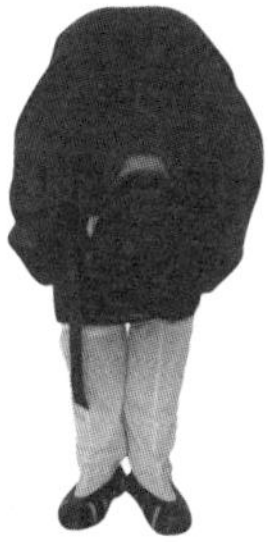
图 3–364

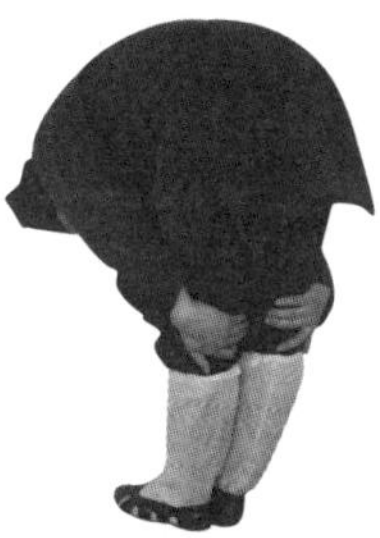
图 3–364 附图

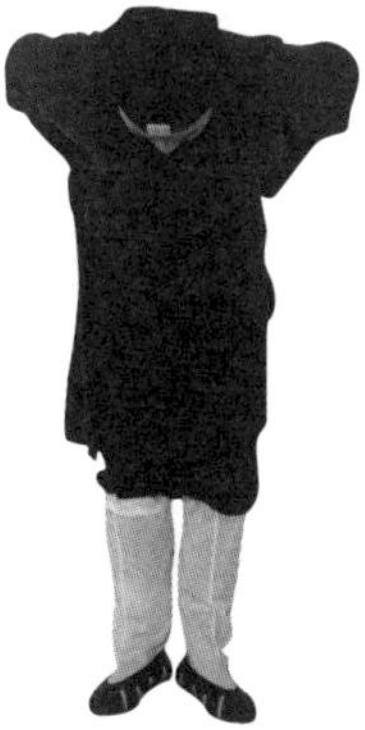
图 3–365

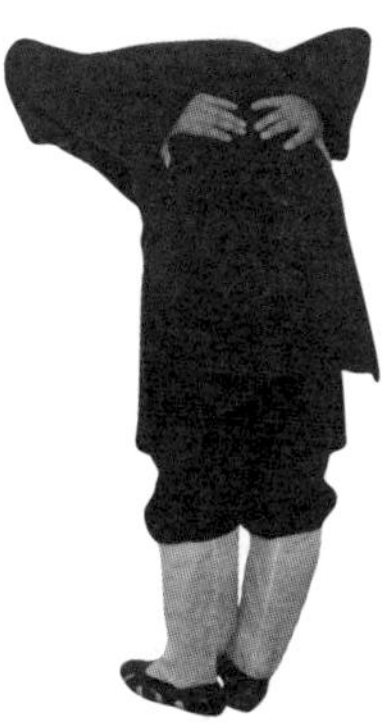
图 3–365 附图

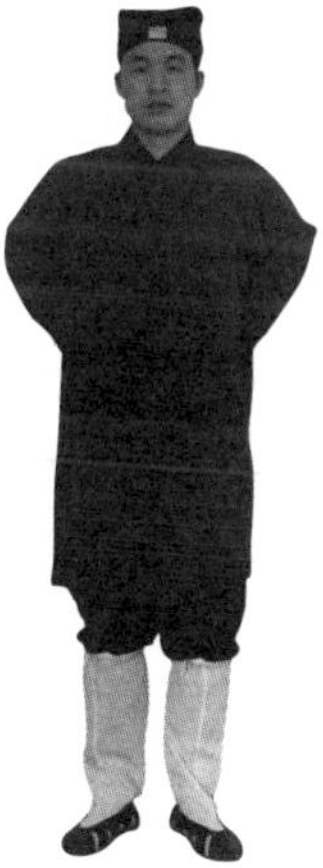
图 3–366

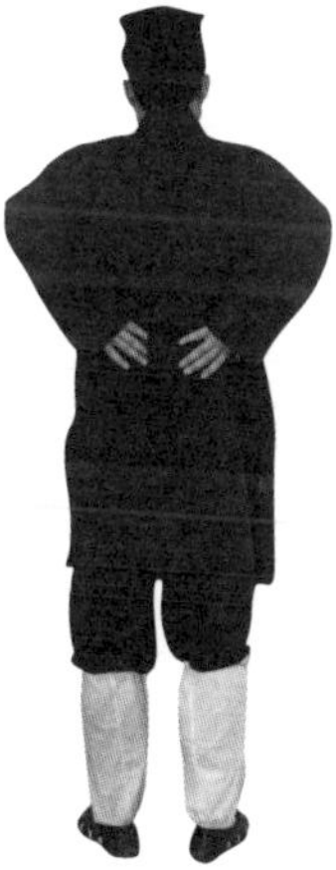
图 3–366 附图

④接上动不停。两腿不动，身体直立，两手从后腰分开，沿带脉合按到腹部脐下，两掌交叠，逆时针揉按小腹 3 圈，顺时针揉 3 圈。（图 3-367~图 3-369）

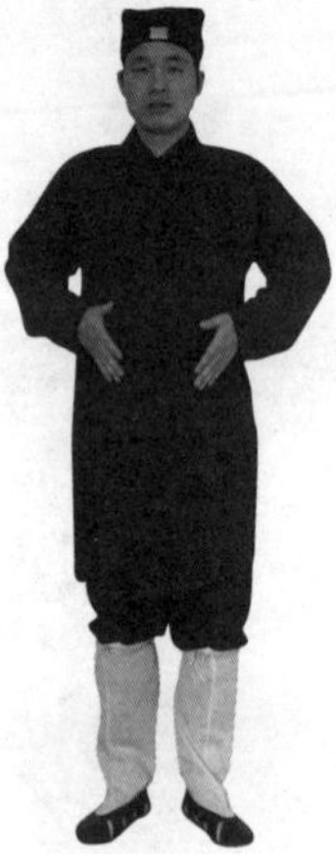

图 3-367

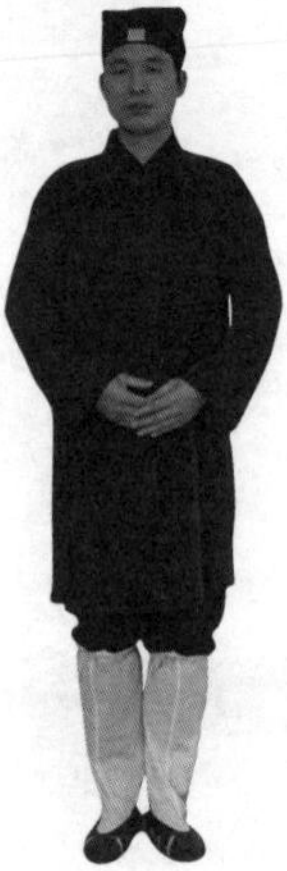

图 3-368

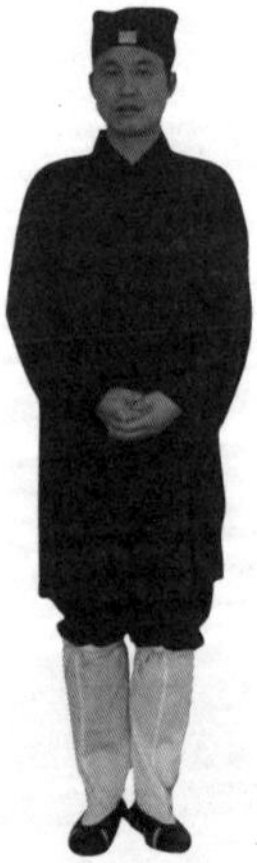

图 3-369

⑤接上动不停。全身放松，自然站立，两掌放于身体两侧。（图 3–370）

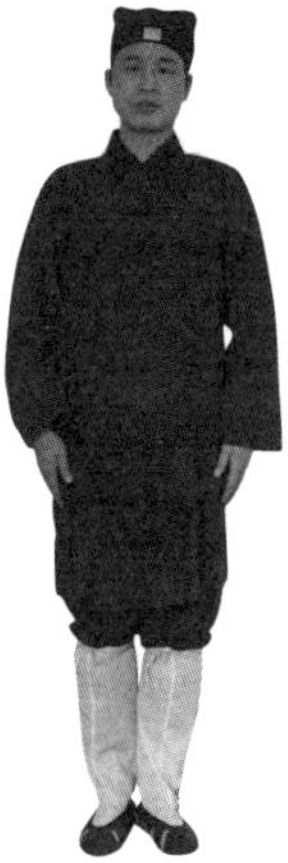

图 3–370

【吐纳方法】

整组动作自然呼吸。

【练习提示】

①“搓双手”把双手搓热。

②“熨面部”按摩眼睛、眼眶、鼻旁迎香穴；然后右手四指并排，自左颊耳下经过下颌人中捋到右颊耳下，反向左手四指并排从右颊耳下捋到左颊耳下。主要对四白穴、人中穴、承浆穴、腮腺穴位进行按摩。

【易犯错误】

①不重视收功时的按摩过程，随便搓按。

②按摩的穴位把握不准，达不到应有的保健功效。

【纠正方法】

①了解人体基本经络穴位知识，增强对穴位按摩保健的认识。

②练功务必善始善终，形成整体养生效果。

【养生功效】

①促进面部血液循环，具有美容美颜独特功效。

②对面部不同部位的搓按摩转，提神醒脑，益智宁神，适用于防治面部痉瘴，头脑晕涨，神经衰弱等症。

③明目开窍，预防眼疾；迎香取嗅，辅助治疗鼻炎。

④左右搓拉下颌，促进唾液分泌，预防口腔疾病。

⑤推摩胃经，促进消化吸收。

⑥推摩膀胱经，促进代谢。

⑦揉搓腰眼，挤压带脉，可以补肾强腰，全身通畅。

⑧恢复常态，平静收功，不出偏差，利于健康。

第四章　常见问题解答

第一节　常识性问题

一、武当九式吐纳养生法在武当内功养生术中的地位如何?

答：根据中国道教圣地——武当山所在地的十堰市武当拳法研究会近20年的研究成果表明：武当九式吐纳养生法实属武当丹道内养优秀功法。是武当内丹修炼吐纳术中的精华代表。

为更好地继承和发扬武当绝学养生功，普泽众生，造福人类健康，以岳武为带头人的武当拳法研究会的研究员们，在综合整理武当纯阳门系列武功的基础上，与其他门类传统养生修炼方法相比较，最后将此养生功法定位于武当道传三类标志性武术养生功法（伸筋拔骨类、呼吸吐纳类、按摩导引类）之一的呼吸吐纳类典型功法，成为目前武当山下由十堰市武当拳法研究会推荐的“武当养生三大宝典”之一。

二、武当九式吐纳养生法主要特色是什么?

答：武当九式吐纳养生法主要特色表现为：

①呼吸方式与动作开合独特多样。此功法不仅呼吸方法多样，而且配套肢体动作原始古朴。

②适应群体广泛。任何有无武功基础的爱好者都可以练习。

③肢体动作难度要求小。肢体动作始终为呼吸吐纳服务。

④不会出现练功走偏现象。只有呼吸习惯的改变与养成，没有气机运行走向的深度要求。

⑤对慢性病症具有特殊的调理作用。

特别是此套功法习练时以各种不同的呼吸吐纳方式，促进肢体的不同部位配合运动。以内动（五脏的蠕动）带动外动（肢体运动），与世俗的锻炼中的肢体运动“配合呼吸”方法刚好相反，具有独到的养生祛病功用。

一般追求养生健体的学员，长期习练，可起到自觉调理身体，填补阴阳，达到强身壮体和防止疾病的特殊功效。

第二节　技术性问题

一、武当九式吐纳养生法中所提及的上丹田、中丹田、下丹田特指哪些部位?

答：就本套功法所指的上丹田、中丹田、下丹田，不是特指某一个点，而是以某一个点为中心所辐射的一个区域。其中：

上丹田就是指以印堂穴为中心的辐射区域；

中丹田就是指以膻中穴为中心的辐射区域；

下丹田就是指以气海穴为中心的辐射区域。

二、武当九式吐纳养生法的呼吸方法有何独特之处?

答：是的，武当九式吐纳养生法的呼吸方法确实独特。

从此功法的风格特点及其养生功用中，我们可以看到中国古老的养生术的独特魅力。

它的呼吸方式分长吸短呼、长呼短吸、长吸长呼等；采用的是鼻吸鼻呼单一气机调节；分吸、闭、喷等呼吸技巧。

武当九式吐纳养生法的呼吸方法是在肢体运动的基础上，导引体内气机，呼吸吐故纳新。

三、在武当九式吐纳养生法练习中两次提到“捧气贯顶”；多次提到“按掌平气”“周天行气”；一次提到“金盆浴身”，它们四者如何区分?

答：“捧气贯顶”“按掌平气”“周天行气”“金盆浴身”四者之间是有相同和不同之处的。初学时容易混淆。

相同之处：

①外形动作相同。

②呼吸方式相同。都是一组动作一吸一呼。即：用鼻子吸气，双臂自体侧慢慢上抬，双掌心向上，再慢慢合于头顶上方，双手掌心遥遥相对，至此气吸满；然后用鼻子呼气，同时翻双掌下按，掌心向下。双手慢慢下落，垂至体侧，呼气结束。

③都是采用的“意识假借法”。它是一种全身心调理的导引方式；也是一种养生有效的心理暗示方法。此方法操作得当，非常有助于身心健康。

不同之处：

①“捧气贯顶”的“意识假借法”。除包含“呼吸法”“意念法”外，还要有一个意识假想，即：“意识假借法”。吸气时，双目微闭，意想内视，人的身体就像一瓶混浊的水，呼气时，随着双手下按而意念自头顶下行，身体内假想的污浊之

水面也随意念下降下行，从双脚下的涌泉穴外泄；人体流空之处都变得非常洁静，无色透明。所有的病气、浊气都随意念水面下降而下行，通过涌泉穴外泄入地。

②“按掌平气”的“意识假借法”。在运用意念过程中，吸气时可意想胸腔扩张，充满氧气；呼气时可意想一股气流从印堂（上丹田）沿体前任脉线下行，至膻中（中丹田），再下行至气海穴（下丹田）。肺活量强的练习者，如果呼气气息较长，可随呼气将意念继续下行至涌泉穴。

③“周天行气”的“意识假借法”。“周天行气”这是一组以慢、长、细、匀的“长吸长呼”的呼吸吐纳方法。整组动作要随呼吸的快慢节奏来调整动作的速度。练习过周天功，或道内称“河车运转“的可以在一开一合的动作过程中，使体内气机运行一个小周天。

意念的过程是：随着手臂的开合，同时吸气，意想一股真气从足底的涌泉穴源源不断地吸入并随体后的两腿、后背的膀胱经部位逐步上升，至气呼满时，意想到百会穴，下到上腭内的“上鹊桥”；然后呼气，意念真气随呼气下行，过咽喉，下膻中穴，经中脘穴，到气海穴，真气分两支，同时沿两腿面（胃经）下走，最后到足底的涌泉穴，形成一个“周天”。这个过程叫“周天行气”。

④“金盆浴身”的“意识假借法”。也是一组全身心调理动作。吸气时，双目微闭，意想内视，意想自己双手托起了一个金盆，盆里装满了洁净的金水，举过头顶后，翻盆从头上浇灌在人身体上一样，意想随水流下行。意想把身体表面上所有的脏物都冲洗掉了，身心俱佳。

⑤“捧气贯顶”“按掌平气”“周天行气”“金盆浴身”四者吐纳的方法上略有区别。

“捧气贯顶”采用的是慢、长、细、匀的吐纳法；
“按掌平气”采用的是短吸短呼的吐纳法；
“周天行气”采用的是长吸长呼的吐纳法；
“金盆浴身”采用的是长吸短呼的吐纳法。

四、武当九式吐纳养生法每天练多长时间为宜?

答：练习时间的长短要因人而异。

如果能坚持每天练习 1 个小时左右，较为合适。

如果身体状况不好，可以根据具体情况，选择其中之一两式进行针对性练习。

五、是不是每天都要将武当九式吐纳养生法九式全部练习 1 次?

答：通常情况，不一定每天都要将武当九式吐纳养生法九式全部练习 1 次。

一般养生爱好者，可以选择性练习；

专业运动员或者武当功夫爱好者，可以每一势可按 3 次、6 次、9 次、18 次进行单独操练，每天全部练习 1 次；

对于慢性病症康复养生爱好者，可以根据体力状况，每一势可按 3 次、6 次进行单独操练，一次性把整个套路练完。

六、练习武当九式吐纳养生法能不能同时练习其他武功功法?

答：一般说来，在练一种功法时，不要同时练习其他功法，特别是呼吸方法不同甚至相反的功法。

如果练习武当九式吐纳养生法后，感到运动量不够，可以辅助练习对呼吸吐纳不作要求的运动或太极拳之类的内家拳法或吕祖纯阳门其他功法。

七、练完武当九式吐纳养生法后，还希望进一步提高，选择练习什么样的功法较好？

答：通过一段时间练习后，你的身体状况一定会有好的改观，你会有一种希望练习更多内容的想法，这很正常。因为学习总是有递进过程的。这是好现象，是身体转好或功力增长的表现。

如果想提高练习或进一步深造，从养生的角度看，可以推荐继续学习武当养生筋经八法、武当养生导引十三式；从增强武术内功功力的角度看，可以推荐练习武当纯阳大功。纯阳大功是阳刚性功法，还能练出身体特异性功能，如抗暴力击打等。

八、在每势开始或结束，为什么要搞“意识假借”活动？

答：意识假借，是一种养生有效的心理暗示方法。操作得当，非常有助于身心健康。

习练静坐功夫的人们，自然明白其中的玄机。这里不一一赘述。

当然，如果习练者还没有导引基础，还不能控制自己的意识假借，作为一般性的养生锻炼，也可以只用肢体动作配合呼吸吐纳，而不用意识假借这种导引方法。

九、练功后为什么会出汗？还应该注意哪些问题？

答：通过在安静状态下呼吸吐纳、运气发声、动作导引等功法动作的练习，旨在促使人体的“阳和之气”发动，进而遍及全身，全身就会微微出汗，并且非常舒畅，这就是古人所说“如饮醍醐”的境界。

但是如果大汗淋漓，甚至感到疲劳，那则是运动量过大或者体质比较虚弱的缘故，应适度减少运动量。

另外，练功结束后要重视做好收功和功后导引，即做好“狸猫洗脸”。

附录：

一、道功修行实录

（一）武当丹道祖师吕洞宾修行录

吕祖·纯阳子·吕洞宾——武当丹道祖师

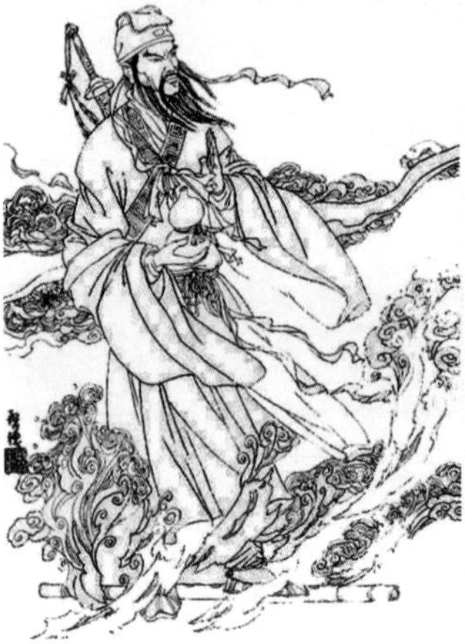

吕洞宾，名吕岩，道号纯阳子，尊称吕祖。为民间传说的八仙之一。但据史料记载，以及遗迹流传，均可证明吕洞宾确有其人。吕洞宾姓李，是唐朝山西省浦州永乐县人，唐德宗贞元14年4月14日巳时出生。曾祖父李延之为浙东节度使，祖父李渭为唐宪宗时礼部侍郎，父亲李让为海州刺吏。

吕洞宾，民间一般称他为“孚佑帝君”“吕纯阳”“纯阳夫子”“恩主公”“仙公”“吕祖”等，道家则称他为“妙道天尊”，佛家又称之为“文尼真佛”。吕洞宾也是“五文昌”之一，常与关公、朱衣夫子、魁星及文昌帝君合祀。元时封为“纯阳演正警化孚佑帝君”，是为“孚佑帝君”之由来。而他的香火跨越儒、道、佛三界。

传说吕洞宾出生之时，异香满室，有白鹤飞入帐中不见。吕洞宾自幼聪颖，10岁便能文，15岁就能武，精通百家经籍，唐文宗开成二年举进士第，出任江州德化县令一职。不久因宰相李德裕结党营私，吕祖不愿偕同，于是弃官隐居于庐山的深林山洞中，因该洞有两个出“口”，于是便改姓为“吕”，并自称为是洞中的宾客，即改名为“洞宾”。

后来遇到火龙真人，并得其真传，学得天遁剑法。又于长安遇古仙人钟离权结为知交。旅邸中钟离权吟诗一首曰：“坐卧常携酒一壶，不教双眼识皇都，乾坤许大无名姓，疏散人间一丈夫。”以试探吕洞宾之心愿，吕洞宾遂以诗答曰：“生在儒家遇太平，残簪缨带布衣轻，虽能世上争名利，臣事玉皇朝上清。”

钟离权闻后知其为可度之人，仍再以术相试，使吕洞宾昏困入睡，梦已中第，举进士外放知县，旋升府道而翰林，娶娇妻美妾子嗣昌盛而皆显贵，已则身居宰相，一人之下万人之上，享尽荣华富贵，十载已过，忽获罪，摘官抄族，妻离子散，荣华富贵尽成过眼云烟，己身躯佝偻，踽踽风雪中孤苦无依之流浪老人。黄粱一梦，人生五十寒暑已易，转侧醒来，见钟离权独坐榻旁笑曰：“你在梦中一浮一沉，变化万端，眨眼间人生五十寒暑，得之固则以喜，失之又何足以悲，白云苍狗，过眼云烟，所要者仍在彻悟，人生何似南柯一梦。”

吕洞宾顿悟钟离权乃神仙前来度化于己，遂决意随钟离权遁入终南鹤岭，修炼成真，得道时立誓言：“不渡尽苍生，不欲仙而去。”得到真传的吕祖遍游民间，历江、淮、湘、鄂、浙等地，济世化人。

五代以后，时局大乱，人民饱受流徙之苦，吕祖经常现身于世，拯救贫苦百姓。吕祖的剑术一断烦恼，二断色欲，三断贪嗔，对北宋教理的发展，有一定影响。道教全真教后奉吕洞宾为北五祖之一，世称“吕祖”“纯阳祖师”。

宋徽宗封吕洞宾为“妙道真人”，元朝初封吕洞宾为“纯道演正警化真君”，元武宗时加封为“孚佑帝君”。北宋真宗时，吕祖被加封为“英显武烈王”。宋徽宗崇信道教，宣和元年，诏封吕洞宾为“妙通真人”。元朝时封吕洞宾为“纯阳演正警化真君”，元武宗时加封为“纯阳演化孚佑帝君”。

吕洞宾是唐代末期，中国道教史上承前启后的重要人物。对道家内丹术和武术的发展，起了极为重要的作用。五代、宋、元时期的一些著名高道，绝大部分是吕祖的嫡系传人。那时期的一些重要流派，也绝大部分是吕洞宾的传人所创立或继承。

施肩吾、郭上灶、刘希岳、张中孚、沈东老、何昌、麻衣道者、华山派开山祖师陈抟老祖、道教南七真之祖刘操（海蟾），都是吕洞宾的弟子。刘操开创了道家南派。他的七大弟子为道家南七真。北七真之祖王重阳是刘操的弟子，是吕洞宾的再传弟子，王重阳开创了道家全真教，他的七大弟子（即全真七子）为北七真。

吕洞宾留下的著作也非常丰富。有关于道教的理论；有关于内丹修炼术的理论和实践；还有大量的诗文歌赋。

正史、野史中，关于吕洞宾的生平、事迹和传说的记述也有很多。全国各地有关吕祖的遗迹甚多。

在五代、北宋时期，道教和民间，就已形成了对吕洞宾的崇拜、信仰。在民间，吕洞宾是一位与观音菩萨、关公一样妇孺皆知、占尽香火的人物，他们合称“三大神明”。

全国各地祭祀他的庙观楼阁、洞天仙府，不可胜数。而以

“吕祖”和“纯阳”命名的吕祖殿、纯阳殿、吕祖阁、吕祖庙、吕祖洞、吕祖岩、纯阳山、纯阳洞、纯阳宫、纯阳阁、纯阳楼、纯阳堂、纯阳祠、纯阳庙、纯阳殿、纯阳观、纯阳庵、纯阳塔、纯阳井、纯阳亭等遗迹，名目繁多，到处可见。武汉黄鹤楼旁原有吕祖阁，长春观内有吕祖阁。香港有纯阳小学、纯阳实验学校、纯阳厂、纯阳餐馆、纯阳旅店，还有以纯阳命名的药品：纯阳果、纯阳正气丸等。

据《宋史·陈抟传》记载：“吕洞宾有剑术，百余岁而童颜，步履轻疾，顷刻数百里，世以为神仙。”

史书上还记载吕洞宾的话：“世称吾能飞剑戮人者，吾闻之笑曰，‘慈悲者佛也，仙犹佛尔！’安有取人命乎？”这也说明吕洞宾的武功高超卓绝。

明代学者黄宗羲在《宋元学案·太极图辨》中说：“河上公本图名《无极图》，魏伯阳得之，以著《参同契》。钟离权得之，以授吕洞宾。洞宾与陈图南（陈抟）同隐华山，而以授陈。”陈抟将此图刻在华山石壁上。而据《宋史·陈抟传》所记载，也说明陈抟得到了吕洞宾的传授。

黄宗羲还说：“陈又得《先天图》于麻衣道者。”而麻衣道者也是吕洞宾的弟子。

陈抟、王重阳、全真七子、张三丰，也都是武功出神入化。王重阳还是武举出身。吕洞宾既然将太极图传给了他们，也自然将拳功及剑术传给了他们。

比如：陈抟在武当山五龙观修炼，不久迁往诵经台，再迁白云岩，共达二十多年，后隐于华山云台观，又止少华石室，创立了华山派。现所见华山派遗留下来的拳术，都具有太极拳的某些特点。如，目前流行的六合八法拳，为华山派一脉相承，其拳理和行拳规则，就有点类似太极拳。

张三丰是全真派道士，曾学道于火龙真人。而火龙真人既学道于麻衣道者，又学道于陈抟。故张三丰为麻衣道者和陈抟老祖的再传弟子。亦为吕祖的后代弟子。如张三丰的睡功“蛰龙法”即属陈抟一脉。所以，太极图也很自然地传给了张三丰。

如此看来，张三丰继承了吕洞宾的拳理拳法和太极理论，又吸收其他派拳术，终于成为太极拳的集大成者，把太极拳推向顶峰。

张三丰留传有邋遢派、新宗派、檀塔派，后演变为隐仙派、自然派、三丰自然派等九个派系。

刘操、王重阳也是吕洞宾的弟子，刘操开创了道家南派。他的七大弟子蓝元道、马自然、王庭扬、张伯端、晁迥、曾慥，被尊为道家南七真。其中，张伯端传石泰、薛道光、陈楠、白玉蟾、彭耜；彭耜又下传萧廷芝、留元长、詹继瑞、王金蟾、方碧虚、林自然、桃源子。其中王金蟾传李道纯，被称为中派。

而晁迥的弟子又开创了双修派，下传有刘永年、翁葆光、若一子。

王重阳则开创了重阳派，即全真派。他的七大弟子为全真七子，为北七宗。他们大都在武当山修炼过。对太极图也有承传，从他们留下的修炼著作中，可以看到对太极图原理的运用。

其实，王重阳为刘操的弟子，为吕祖的再传弟子，即徒孙。由于全真派后来发展很快，影响巨大。成为中国道教两大道派之一。故后代弟子将王重阳向上抬升，奉为吕祖的弟子。不过，在道教内部，道人修炼至年纪九十，或其他特殊情况，即谓之超界，可以通过一定程序和仪式向上提升一辈。

全真七子之一的邱处机，道号长春子，道法高深，开创了全真教龙门派，后代弟子众多，成为全真教最兴盛的派系之一。

在北京白云观道教《诸真宗派总簿》所记录的86个派系，有40个派系可以确定是吕祖的后代传人所开创。其实，中国道教派系繁多，无法弄清楚，远远不止86个。派系之间有融合有分化，有合并有分支，还有创新。有的派系兴旺发达、人数众多，有的萧条冷落，人数稀少，或逐渐消失。这主要由于主派者的文化修养，道法修为，指导思想，经营策略等原因所造成。就现在来说，道教已经不存在这么许多纷歧错杂的道派，过去的小支派，不入于全真，便已附于正乙。

吕祖所创所传的纯阳武功和养生术，内容丰富。有内丹静功、内丹动功、拳术、剑道、内功，以及专修绝技功夫，是一个完整的体系，有完整、系统的理论。内涵完全符合太极、阴阳、五行、八卦原理，属于纯粹的道家特色。

所以，纯阳武功和养生术也被吕祖的后代弟子视做秘宝。吕祖的这些后代弟子，虽然以后各自开山创派，而吕祖所传纯阳武功和养生术，仍然被视做秘宝，不作公开传授，仅在部分弟子中秘密地承传下来。

又由于道教武术、内功、内丹术以及阴阳术、房中术的修习方法，到高级阶段，有很大难度，要求很高的悟性和较深的文化底蕴，不是一般人所能理解和做得到的，故有“道不乱讲，艺不乱传”的戒律。因此，择徒非常严格，真正的传人并不很多。这就更造成纯阳武功和养生术在道教内部的传人也越来越少，内容失传了许多。

纯阳派的承传，还有一个特别重要的原因，就是纯阳派的丹道修炼和武功修炼都非常高深，承传不易。纯阳又是剑仙，仅就剑仙的修炼而言，对传人的要求特别严格，非一般人所能企及。故此，能全面系统继承纯阳派者，也确实不大容易，更谈不上大发展。再者，即使都是同一个门派，也不是个个都能达到顶尖水平。能够达到最高境界者，总是极少数，纯阳派也是如此。

这也同现在的数学、物理、化学、生物以及文科学术一样，学习研究者成万上亿，而能成为大发明家、大科学家、大学者，获诺贝尔奖者却少之又少。

武当山五龙宫纯阳派幸存有比较原始的一脉。纯阳派十六代宗师狄深道长，是当时全面继承纯阳派武功的唯一传人。狄深道长已是单传，再单传至纯阳派 17 代王至道道长，又单传至纯阳派 18 代（武当龙门派 22 代）刘理航道长，三代单传，几成绝学。

目前，比较系统完整的纯阳武功，除了刘理航道长在武汉有传人之外，武当山下道内有白马山在庙道长杜松峰、馀坪庙在庙道长葛晓峰和十堰市武当拳法研究会会长岳武及其再传弟子。纯阳武功在全国各地可以偶尔看到零星传播在一些纯阳门派中的吉光片羽。

摘自：蚁集网，纯阳大本营，http://www.yiji.com/纯阳/509871.

（二）武当龙门派第22代传承人、纯阳门百岁道长刘理航修行录

武当功夫宗师百岁道长刘理航

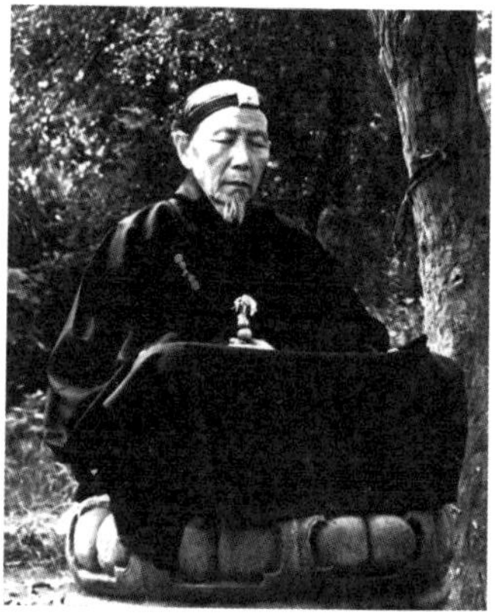

刘理航，俗名定国，生于1902年5月25日（清朝光绪年间），2002年10月仙逝于湖北汉口，享年101岁。其自幼拜全真教龙门派第2代武当纯阳门传人王至道道长为师，虔诚事事，精心悟道，深受师祖喜爱，于是得武当纯阳拳技秘传。

据《纯阳秘籍》资料介绍，纯阳拳功秘技为八仙之一的吕洞宾所遗留。因其自号纯阳子，悟创内丹养生秘术，又善击剑，后世推崇为内功鼻祖，所传武功尊称为纯阳拳功。后由龙门派第11代弟子一清道长传入武当山五龙宫，从而在武当弟子中悄然传播，后又传入玉虚宫至道道长。清朝宣统元年，至道道长游方来到湖北武当宫，后来就在此居住下来。1924年，受释门道友阐非和尚推荐，收下了刘理航为单传弟子。

至道道长借参纯阳拳功之理旨，在武当宫中一荷花池，设七色木于池中，分走八卦于五行之上，取五行之义教练桩功。所练的“八步纯阳”秘功，其身步轻盈，似燕掠水，若猿纵跳，随心所欲，如履平地。时而又舞纯阳剑术于殿前，似有明月清风之侠胆剑气。

如此传艺6年，先师刘理航尽得纯阳精粹后，至道道长独自云游去了。

1942年初，先师刘理航来到四川玄妙观。再次见到恩师至道道长，随邀请同道朋友数百人，在重庆紫竹林设斋宴恳谢恩师。至道道长将秘藏数十年的《纯阳秘籍》相送，并嘱咐他一要默记，二要珍重保存，随后自言到峨嵋云游，从此未见音信。

刘理航牢记恩师教诲，研读秘谱，习功练剑，数年如一日，功力精进。随后跟随董必武先生闹革命，行走于鄂川之间。新中国成立后，投身祖国建设，从事建筑设计行业，借武当秘功以修心养性，用道传医方救助平民，广结善缘，声名广传。20世纪80年代，适逢全国兴起传统武术挖掘、整理劲风，1984年刘理航打破“艺不轻传，道不乱讲”，“六耳不传道”等陈规，始将武当道内单线秘传的吕祖纯阳门武功展露于世人，与武当太乙五行拳传人金子弢等武当名宿出山报出武当家门，抨击“武当无拳”论说，遂立宏愿，将一身道学武功归还于武当。

2002年5月，刘理航二度重游武当山，与武当玉虚宫百岁坤道李诚玉同议昔日修道之事，交流传道之新法，同年10月，享百岁之春，在一一告别部分徒弟之后，寿终正寝，驾鹤西去。

先师刘理航传授技艺的过程中，每次除了拳功训练外，总有近两个小时的武功谈论，让弟子明显感受到三个特点：一是身体硬朗，相当健谈，天马行空，滔滔不绝；二是90高龄头脑仍然十分清醒，讲解武当功理及感受，精微独到；三是喜爱穿插讲述江湖旧事，于处理江湖一道，经验十分丰富。

观看刘理航演示武功，又明显感受到三个特点：一是动作自然洒脱，如行云，似流水；二是内功深厚，尤其金丹铁布衫，90 高龄不减当年，挥棒捶击，雄风仍在；三是功架独特，内涵道家玄机，民间甚为罕见。无论拳剑，动作古朴；走转运化，风格独具。深入学习之后，才渐渐拨开迷雾，武当武功真爱者，定会欣喜不已——一个 85 年如一日的完整武当流派；一个拳、功、械、技、理、德样样俱全的武功体系；一个对人类过去、现在和将来都具有不可估量价值的“古董”，宗师刘理航把这宝贵的人类财富完好地保存了下来并择徒传授。

武当纯阳秘功同其他同类武当武术一样，有其产生、发展和成熟的漫长历史过程。后世尊称的内丹鼻祖——吕洞宾所悟创的纯阳秘功，也是在师从钟离权学得“龙虎金丹秘文”和“天遁剑法”基础上，集先辈前贤之大成，朝夕研摩而逐渐形成。又经历代完善逐步形成流派。

《均州志》《大岳太和山志》记载：吕洞宾本是唐朝皇室亲属后裔，举进士，状元及弟。后因武则天登基后，大肆迫害皇室子孙及其亲属，入山归隐。先在陕西太华山修炼，后到武当山紫气峰隐修。另《道教大辞典》记载吕祖洞宾初居终南山遇师钟离权传以道术，得道后，又明天遁剑法，开道教南北二宗而为始祖。至今武当山南岩宫还保存有吕祖丹道绝学“百字碑”雕刻。在武当山南岩宫两仪殿外，还存有吕洞宾“题太和山”诗碑一座、“洞宾岩”等吕洞宾隐修于武当山的遗迹。师传《纯阳秘籍》记载：因其自号纯阳子，悟创内丹养生秘术，又擅击剑，后世推崇为内功鼻祖，所传武功尊称为纯阳秘功。由于早年武术无据细查的客观现实和历史上的复杂因素影响，后世传承，直到清朝光绪年间，其传承脉络始渐清晰。1927 年武当山玉虚宫至道道长才将《武当纯阳秘功》单传于武昌刘理航；尽得精粹之后，1971年刘理航始将此秘功传于民间汪兆辉等人。1983年，上海体育学院武术教授蔡龙云第一次看到纯阳门弟子演拳，很感兴趣，说此拳似太极非太极，似八卦非八卦，似形意非形意，很有内家拳的特点。湖北省武术挖整组随即进行了多方细致调查核实，发现刘理航所练拳术、内功、剑道、养生术，是一个完整的体系，内涵符合太极、阴阳、五行、八卦原理，属于武当内家拳的一个重要派系，被作为一项重要内容载入了《湖北武术史》，并获得全国武术挖掘整理重大贡献奖。

1984年武当山召开"首届武当武术夏令营"时，始将武当道内单线秘传的吕祖纯阳门武功展露于世人，与武当太乙五行拳传人金子弢等武当名宿出山报出武当家门，抨击"武当无拳"论说；并立宏愿：还道于武当。1986年全国传统武术观摩交流大会上，本门师兄汪兆辉展示的武当纯阳拳获雄狮奖。1988年在湖北省武术挖整组的支持下，由武当纯阳秘功重要传承人刘理航口述，汪兆辉执笔记录编撰出版了《武当纯阳秘功》专著。1992年由武汉体育学院编著的《武当拳之研究》收录了"武当纯阳拳"流派介绍；1994年《湖北武术史》第四篇第1章对武当纯阳拳进行了较为详细的介绍；《武当山志》也记载了武当纯阳拳功的渊源等。1994年武当山籍传统武术教练蔡星生（即：岳武）投师于刘师门下，追随8年，得到了刘师全面系统的秘传。1996年国家体委武术管理中心为刘理航颁发了武当纯阳功纪念证书；2001年武当道教白马山五仙庙在庙住持杜松峰皈依刘理航门下，承袭武当丹道及医术。1999年《武当》第12期、2002年《武林》第3期、《武当》第6期；2003年"中国武术展示大会”等媒体对武当纯阳秘功进行了详细的报道，同时得到了全国武术专家的好评。2003 年 12 月《中华武术》对武当纯阳内功进行报道，随后山东卫视中华武术栏目、湖南卫视谁是英雄栏目、中央电视台 3 频道星光大道栏目、香港、澳门及英国等高端媒体均到武当山下对武当纯阳秘功进行了追踪采访或报道。

如今，武当纯阳秘功由于有了刘理航的传承，一枝多花，武当山下、扬子江畔、重庆达县、香港台湾及国外等地，有了武当纯阳门弟子新秀，传承演绎着纯阳门这一濒临失传的武当秘功。

（三）武当龙门派第 24 代传承人、百岁坤道李诚玉修行录

苦心修得百年道

——寻找百岁坤道李诚玉修道养生的轨迹

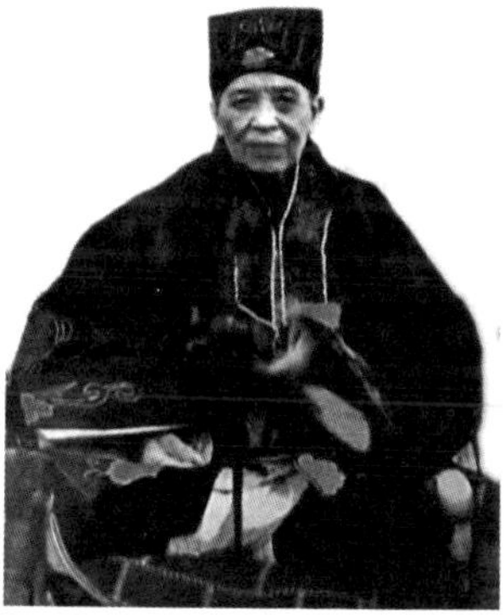

2003 年 1 月 14 日凌晨 5 时，道教圣地武当山玄门派第 24 代弟子，时年 118 岁的坤道（道姑）李诚玉在玉虚宫坐（羽）化。据资料显示，李诚玉是武当山有记载的长寿道人之一。

一生坎坷修得百年道

2003 年 1 月 29 日下午，笔者在玉虚宫见到刚从紫霄宫为李

诚玉圆坟归来的黄天才。据现年81岁的黄老先生介绍，李诚玉是他的姨妈，同他一个属相，属狗，比她大三轮。黄老先生的母亲是中年得子，36岁时，夫妻双亡，当时他只有1岁多，是姨妈李诚玉将他抚养成人。李诚玉于1885年（光绪十年）许配给当地一乡绅当二房童养媳，在婆家受尽大房欺负，不到三年染上痨病，久治不愈，后到武当山求神“护佑”，被武当山丹派23代高道张至慎道长治好。为报再生之恩，李诚玉出家武当山，被武当山纳为玄门派第24代弟子，在玉虚宫张爷庙居住修行。

新中国建立初期，先后在金花树、净乐宫、紫霄宫修行不止。“文革”期间道人被疏散或遣返回乡还俗，李诚玉坚持留教。1968年丹江水库建成，净乐宫被淹没，李诚玉又返回玉虚宫张爷庙，靠捡破烂儿、打柴为生。

上世纪70年代初，东风汽车公司将玉虚宫两宫及张爷庙拆除，在庙观内兴建工厂，为了保住庙宇，李诚玉同建厂指挥部据理力争。由于劳累过度，已80多岁的李诚玉从楼梯滑下，跌断右脚。尽管如此，李诚玉仍坚持同建厂者交涉要求恢复张爷庙。1989年，一次意外跌跤使李诚玉双腿大腿骨脱骨突出，虽经武当山道教协会全力救治，仍不幸瘫痪，武当山道教协会决定将其安置在紫宵宫内居住。为了保护玉虚宫建筑群免遭破坏，李诚玉带着弟子在玉虚宫山门口大门洞内居住了整整10年，1994年迁入玉虚宫父母殿直到羽化。

心静独悟“天人合一”

与李诚玉形影不离的是一根尺余长的寿杖。这根寿杖是师父张至慎传给她的，师父告诉她自己从师时，同师爷张至慎的师父上观修炼，时逢兵荒马乱，师徒二人靠挖野菜度日。一日师父问她最想吃啥，她告诉师父最想吃碗小麦面籽，说话时有位香客正在求神。数日后师徒二人下山刚好路过这位香客家，被其认出，香客就到邻家借了小麦面做好面籽请两位用，张至慎兴高采烈将面籽给师父端去，不料师父将面籽拨在旁边一棵白蒿（一种木质蒿）树上，斥责张至慎贪图口福。张至慎在道期间终以此为戒。数年后，故地重游，发现被师父拨面籽的白蒿杆长满了漂亮的大小不一的白色小疙瘩，很是奇怪，就砍掉蒿树做了两根寿杖，一根自己用，一根送给了弟子李诚玉，以告诫静心修道。李诚玉在练杖时，不停地将寿杖抛起翻一个跟头，迅速用手接住，每天练 3 次，每次上百下。李诚玉练功时还有一件宝，即在一个手腕上套两个木质连环圈，在练寿杖时手臂上扬，使两个连环圈顺着手腕不停地转动，发出悦耳响声，她将这两件“宝”融入“文太极”中，练习得得心应手。叩牙、练眼功、做早操亦是她每天必练的功夫，正是如此，才练就百岁老人返老还童的奇事。

李诚玉是个很豁达的道姑，笔者曾无数次拜访过她，在交流中得知，她的长生之道在于“静”，她认为“静养我心，能延年益寿”，将打坐作为养身的一种上乘内功。而打坐则须静且要耐力。从出家起，李诚玉坚持练打坐从不中断，即使双腿瘫痪仍坚持不止，每天打坐至少 6 个小时，最长从早 6 时到晚 8 时，打坐 14 个小时，直到在瘫痪后，终于练成两腿交叉扳至大腿根部，脚掌朝天的“金腿坐功”，达到了打坐静心运气，通过运气调身、调吸（呼吸）、调心，与自然融为一体的“天人合一”的最高境界。据从 1982 年开始跟随李诚玉的 79 岁弟子阮姑介绍，李诚玉一天不练功就感到身体不舒服，提不上气，在病重期间只要让她打坐，病情就会好转。

清心寡欲是李诚玉的座右铭。在饮食上她认为饮食莫嫌滋味淡，淡中滋味长，淡食会使胸清心明，神旺健体。她除不食被道家称为腥（烟酒类）和荤（葱、韭、蒜）外，坚持少食油盐，以淡食蔬菜为主，一生最爱吃玉米糊和豆腐、野菜，一日三餐一餐不少，一餐只吃一碗，从不浪费一粒米、一滴汤。吃野菜，用草药熬水喝，是她的习性，她常告诫弟子：尝百草，除百病。生活中，她追求的是清静无为，得之不喜，失之不忧，遇事经得起，放得下，始终保持开朗的心情，即使在住窝棚、庙洞期间，老人也从未因自己食宿有过怨言，更没有向政府和道教组织提过要求。

今生修得现时报

2003 年 2 月 20 日，笔者在玉虚宫父母殿见到年届 79 岁的坤道阮心莲，说起师父李诚玉，老人眼泪刷地流了下来，这位被大家尊为阮姑的老人，从 1982 年拜李诚玉为师，已整整跟随师父 21 个年头，从未离开半步。她说，师父是功成得道之人。为了证实师父是今生修得的现报，阮姑回忆说：1993 年还未从山门门洞搬出时，我给师父梳头，发现师父头部后脑勺左边有一块核桃大的地方，头发从根部开始变黑，此后逐步由脑后向前变黑，头发也比以前增密，直到羽化。从庙洞搬到父母殿后，师父发现嘴里又长出了新的牙齿，随后长出满口整齐洁白的牙齿，到羽化前仍能吃爆炒的蚕豆粒、红薯干和各种焦硬食物。阮姑称师父一生不糊涂，耳聪目明，能穿针引线，说话响亮，即使人们小声耳语她都能听清楚，而且思维敏捷，记忆力超众，大到数十年来宫观的道人姓名、出生地点，小到小名、出生时间，都记得一清二楚，熟人的电话号码只要告诉她一次，她都能记住不忘。据同李诚玉同室休息的坤道周兴荣介绍，2003 年 2 月 14 日凌晨，师爷（指李诚玉）叫醒了她和阮姑等人，交待一些事情后，让大家出去，凌晨5时58分，烧香叩拜返回时，发现师爷手里拿着寿杖，端端正正打坐在床上已坐化。

在李诚玉生前居住的道房里，笔者见到一张1998年的《中国体育报》，上面刊登了一篇文章，记述了有关医学专家对李诚玉的体检诊断记录：血压在70~130mmHg之间，心跳每分钟70次，结论为血压正常，心肺正常；据阮姑讲，武当山道教丹鼎派25代传人，80多岁的坤道祝华英道长给李诚玉切脉，亦证实李诚玉脉搏跳动健康；有关专家对李诚玉头发由根部返青，皮肤细白光滑柔润，牙齿洁白整齐的现象进行分析后称："这一现象打破了生命在于运动这一强身健体的学说。李诚玉以静修之道返老还童现象当属人体运动学的一个谜。"

李诚玉苦心修道，修得正果，成为道人的楷模，其道教弟子达5000多人，最有影响的有原中国道教协会副会长、武当山道教协会会长王光德道长、新加坡凌云殿住持庄水之，现武当山道教协会会长李光富等国内外道教界知名人士。她的养生之道更吸引了国内外无数游人和有关医学、体育（武术）专家慕名拜访，询问破解其养身之道。

卢家亮. 今生修得现时报［J］. 中国道教. 2003年第3期.

二、吕祖百字碑（古今释注）

百字碑注序

纯阳吕祖，乃道门中第一慈悲圣贤也，自唐至今，千年有余，或隐或显，隐显不测，警愚化贤，诗词歌赋流传于世者，不可枚举；其专言修真次序、药物火候无一不备者莫若《敲爻歌》《百字碑》，而其言简理明，易足开人茅塞者，又莫若《百字碑》；其字仅一百，其句仅二十，丹法有为无为，了命了性，始终全谈，谓之上天梯，真天梯也。然为天梯，而世之修真者，不以为天梯者，每多求奇好异，以其此文无奇无异而弃之；殊不知金丹之道，真常之道，不奇之中而有最奇者存，不异之中而有大异者在，时人未之深思耳；如此文始言者，不过养气降心住性耳，有何奇异乎？其行持之效，能结丹，能服丹，能逍遥，能通造化，岂不最奇大异乎？咦！不奇而奇，不异而异，学者能于祖师法言，极深研几，循序渐进，未有不深造而自得者。予读是文，多有受益，因叹有此天梯而人不识，大负祖师度世之苦心，爰是于每句之下，注解数语，以阐其微，愿结知音，同上天梯，以报祖师之恩可也。

嘉庆三年岁次戊午三月三日素朴散人自序于自在窝中

养炁忘言守　降心为不为

【明 / 张三丰】凡修行者先须养气。养气之法，在乎忘言守一。忘言气不散，守一则神不出。诀曰：缄舌静，抱神定。

凡人之心，动荡不已。修行人心欲入静，贵乎制伏两眼。眼者，心之门户，须要垂帘塞兑，一切事物，以心为剑。想世事无益于我，火烈顿除。莫去贪着。诀云：以眼视鼻，以鼻视脐，上下相顾，心息相依。着意玄关，便可降伏思虑。

【嘉庆 / 素朴散人】性命之道，始终修养先天虚无真一之气而已，别无他物，采药采者是此，炼药炼者是此，还丹还者是此，脱丹脱者是此，服丹服者是此，结胎结者是此，脱胎脱者是此，以术延命，延者是此，以道全形，全者是此，始而有为，有为者是此，终而无为，无为者是此，长生长者是此，无生无者是此，古经云：知得一，万事毕。此语可了千经万卷矣。但此气，非色非空，无形无象，不可以知知，不可以识识，视之不见，听之不闻，搏之不得，恍恍惚惚，杳杳冥冥，不可形容，强而图之，这个而已；强而名之，儒曰太极，道曰金丹，释曰圆觉；本无可言，有何可守？如其可言可守，则非先天虚无之气，乃是后天呼吸之气。先天之气，历万劫而不坏；后天之气，随幻身而有无。世间未得真传之流，不知先天之气为何物，误认后天有形之气，或言在气海，或言在丹田，或言在黄庭，或言在任督二脉，或言在两肾中间，或闭口调呼吸以匀气，或闭息定胎息以藏气，或搬运后升前降于黄庭以聚气，或守或运，等等不一，皆欲妄想结丹。试问将此有形之气，终久凝结于何处？凝结作甚模样？其必凝结成气块乎？每见世之守上者，多得脑漏；守下者，多得底漏；守中者，多得膨胀；守明堂者失明，守顽心者得癫症，欲求长生，反而促死，哀哉！殊不知先天虚无之气，包罗天地，生育万物，其大无外，其小无内，放之则弥六合，卷之则退藏于密，仅可知，不可言，仅可养，不可守，无言无守，言守两忘，不养而养，入于养气之三昧矣。夫大道活活泼泼，不落于有无边界；落于有则着相，落于无则着空，着相着空皆非天地造化流行之道，亦非圣贤真空妙有之道。曰养炁，则必有所养者在，不着于空也；曰忘言守，则必无方所、无定位，不着于相也。不着空，不着相，则必有不空不相之养者在，不空不相之养，寂然不动，感而遂通，感而遂通，寂然不动，养气之道在是矣。

上言养炁无言无守，似乎一无所为矣，夫人有生以后，先天之气充足，阳极必阴，于此而能保全先天之炁不失者，其惟上德之圣人乎？其次中下之人，一交后天，先天之气潜藏，后天之气用事，阳渐消，阴渐长，历劫根尘俱发，一身气质俱动，识神张狂，客邪作乱，当此之时，四大一身皆属阴，不知何物是阳精。虽欲养炁，无处可养，而亦不得其养，祖师黄鹤赋云：上德者以道全其形，是其纯乾之未破；下德者以术延其命，乃配坎离而方成。以道全形者，无为之事；以术延命者，有为之事。上德之人，先天之气未失，纯阳之体，守中抱一，即可全其本来之真形；中下之人，先天之炁已伤，阳为阴陷，必须窃阴阳，夺造化，先固命基，从有为而入无为，方能成真。又古仙云：还丹最易，炼己最难。又沁园春云：七返还丹，在人先须炼己待时。炼己之功，莫先於降心，但降心须要识得心，心有人心道心之分，有真心假心之别。道心者，本来不识不知，顺帝之则之心，为真心；人心者，后起有识有知七情六欲之心，为假心。真心益人性命，假心伤人性命。降心者，降其人心之假也。然降人心，非是守心空心，亦非是强制定心，须要顺其自然。悟真云：顺其所欲，渐次导之。只此二语，便是降心妙诀。故曰降心为不为。曰为者，心必降也；曰不为者，不强降也。降而不降，不降而降，有用用中无用，无功功里施功矣。盖人之顽心，积习成性，如火炼成顽铁一块，至坚至固，牢不可破。若束之太急，是以心制心，心愈多而块愈坚，反起心病，阴符经云：火生于木，祸发必克者是也。故降心必用渐修之功，方能济事，渐修之功，无伤于彼，有益于我，为而不为矣。

【卢理湘 / 新注】炁，为道门专有字，“炁”字中含“一、九、冫、灬、”。“一”，为真一，为元精。要使元精逆流，须得明师真诀。学士如能得命功真法诀，则能得此真一。《悟真》云：“得一万事皆毕。”“九”加“一”为“无”，为养性，于万事中无心，一心清净，此为炼己之功。“灬”（四点）中含“冫”（三点），三点为三点水（氵），四点为火。四点中如不见三点，为见火不见水，为火水未济之卦。四点中见三点，为水火既济之象，得明师真传能坎离交媾。

吕祖讲养炁，乃为养精炁。人身有精则存，无精则亡。学士立志修道，切勿贪房事。吕祖另有诗云：“二八佳人体似酥，腰间悬剑斩愚夫，虽然不见人头落，暗里却教君髓枯。”学士于子女长大成人，父母百年之后，寻拜明师访道，以求长生。养炁之要在忘言。为何要忘言，因人之上腭有一腭缝，此缝连任脉，通泥丸，故打坐时舌抵上腭。人说话多，会从此缝泄真炁。丹经云：“念经伤炁养太和。”又云：“日出千言，不损自伤。”忘言，指不要多说话。

“守”，守何处？此必须得明师口传心授。守在中宫，又名祖窍、玄牝之门。

丹经云：“玄牝之门世罕知，知此一窍，即为神炁穴，所谓结丹在此，脱胎亦在此。”祖窍在何处？今以手势指明。右手大拇指与小指伸开，中间三指合拢，弯曲至手心。大拇指按住心窝，即为心位，为天；小指按住肚脐，即为肾位，为地。天地相距八寸四分。中间三指所指部位，乃中宫黄庭。自百会至会阴做一直线，再以心窝、中三指、肚脐做垂线，与此直线相交之点（三点），再以此三点做三个圆圈，就得知南海、黄海、北海之位，即为真正的虚无之窟，丹家安炉立鼎、结丹之处。鼎立于心位，炉安于肾位，中宫乃甘露凝结之所，温养之地。

守，就守这个中宫——玄牝之门，双目紧盯之，无论行住坐卧，心神注于中宫，须臾不离，即为真打坐。假打坐者形貌端然，而心神飞矣，妄念纷纷，为顽空、静坐枯修。

学士如鸡抱卵心常听，以至诚专一之心注于中宫，即为“养炁忘言守”。

人有七情六欲，喜、怒、忧、思、悲、恐、惊，又有权力欲、金钱欲、色欲等等，此皆为戕伐性命之刀矛。人欲修道，当敛收情欲，降心侍师。性命双修之诀，乃天地至宝，故不可以高傲求之，人须谦虚谨慎。李自成、黄巢、苻坚等，因骄傲而毁败政权。家国一理。丹家以心为君，以身为国，以精炁为民，以龙虎争战为野战，学士如心君骄狂，肆意放纵，则精炁枯竭，身如逝水。

心降后，当专志清净无为。老圣曰："致虚极，守静笃。"不以杂务营心，不以情欲动念，于此静中觅一动机，再以动机之时采药。

动静知宗祖　无事更寻谁

【明 / 张三丰·注】动静者，一阴一阳也。宗祖者，生身之处也。修行人当知，父母未生之前即玄牝也。一身上下乾坤八卦、五行四象聚会之处，乃天地未判之先一点灵光而成，即太极也。心之下，肾之上，仿佛之内念头无。元息所起之处即是宗祖。（按：原文无"元息"之"元"，理义不通，似为误漏，特为补之。）所谓动静者，调和真气，安理真元也。盖呼按天根，吸接地根，即阖户之谓坤，辟户之谓乾。呼则龙吟云起，吸则虎啸风生。一阖一辟，一动一静，贵乎心意不动，任其真息往来，绵绵若存。调息至无息之息，打成一片，斯神可凝，丹可就矣。

若能养气忘言守，降伏身心，神归气穴，意注规中，混融一气，如鸡抱卵，如龙养珠，念兹在兹，须臾不离，日久工深，自然现出黍米之珠，光耀如日，点化元神，灵明莫测，即此是也。

【嘉庆 / 素朴散人·注】先天真一之气，为生天生地生人之祖气，无理不具，无时不在，所谓性命之宗祖，存此者圣，昧此者凡，但此气落于后天，隐而不现，即或一现，人为名利所牵，私欲所扰，当面错过，旋有而旋失。欲寻此气，先要认得道心。盖先天之气，藏于道心也。道心为体，先天之气为用，同出异名，道心即修道之宗祖。夫道心者，主人也；人心者，奴仆也。认得道心为宗祖，以主人而使奴仆，奴仆听命于主人，不降而自降，一动一静，皆是道心运用，即人心亦化为道心，内无妄念，外无妄事，内外安静，客气难入，处于无事之境矣。能至无事，空空洞洞，只有道心，别无他物，此外更寻谁耶？

【卢理湘 / 新注】 “动”，指活子时动，分为一阳初动与一阳来复。一阳初动，以无孔笛双吹收元精；一阳来复，二候至，当以采药之法得甘露。“静”，指人大部分时间活子时不动，静之时不可忘此机。此机丹家称为“爻动、盗机、铅遇癸生、情动、淫性”，为成佛做祖之机。不识此机，乃未得诀也。

“宗祖”，指先天真一之炁，为真铅。不知真铅之出处，为盲修瞎炼。今特指明，“宗祖”乃指性能量——元精。人身有此精则生，无此精则亡。老年人须以精补精，补破篱笆，补至精炁足，方可返少年之体态精神。此能量，乃人人日用而不知之事，人人自有，而不假外求。《悟真》云：“未炼还丹莫入山，山中内外尽非铅，此般至宝家家有，自是愚人识不全。人人自有长生药，自是迷徒枉把抛。”丹经云：“金丹大药，说破世人须失笑。”吕祖《三字经》云：“说着丑，行着妙。”

学士得此时此机，知晓真铅（宗祖）及采药之法，性命双修之真诀得也。《悟真》云：“得一万事皆毕，休分南北东西。”行道者得诀后又何必千山万水去寻师，赶紧筹备“法财侣地”，以了大事。

真常须应物　应物要不迷

【明 / 张三丰·注】此道乃真常之道，以应事易于昏迷，故接物不可迷于尘事。若不应接，则空寂虚无。须要来则应之，事去不留。光明正大，乃是不迷。真性清静，元神凝结。诀曰：“着意头头错，无为又落空。”

【嘉庆 / 素朴散人·注】既知宗祖，处于无事，则真者可以能常矣。真者能常，一切外假不得而伤，但真常之道，不是避世离俗，亦非静坐止念，须要脚踏实地，身体力行，从大造炉中煅炼出来，方为真，方是常，若知真而不知行真，虽能无事，如同木雕泥塑之物，外虽无事，而内难免有事，所谓禅机本静，静生妖也。此乃闭门捉贼，假者不能去，而真者必受伤，何能真常乎？故曰真常须应物，应物要不迷。曰真常应物者，以真应假也；曰应物不迷者，借假修真也。盖真藏于假之中，假不在真之外，无假不能成真，无真不能化假，只在常应常静，于杀机中盗生机，于波浪里稳舵槁耳。果能不迷，即是真常，果能真常，虽终日应物，未曾应物，处于无事之境，而不为万物所移，何碍于应乎？

【卢理湘 / 新注】人生在世，烦恼之事不少，处世须待人接物，当以平常心待之。

行道之人，不要被世俗之情爱、享受而迷了心窍，忘记修真，应斩断情丝，无为修身。

不迷性自住　性住炁自回

【明 / 张三丰·注】凡人性烈如火，喜怒哀乐，爱恶欲憎，变态无常。但有触动，便生妄想，难以静性。必要有真惩忿，则火降；真寡欲，则水升。身不动名曰炼精，炼精则虎啸。元神凝固，心不动，名曰炼气，炼气则龙吟。元气存守，意不动，名曰炼神，炼神则二气交，三元混，气自回矣。三元者，精气神也。二气者，阴阳也。修行人应物不迷，则元神自归，本性自住矣。性住则身中先天之气自回。复命归根，有何难哉！诀曰：回光返照，一心中存，内想不出，外想不入。

【嘉庆 / 素朴散人·注】应物不迷，则道心之真常存矣。道心之真常存，则人心之假不生，人心之假不生，则气质之性不发，气质之性不发，则天赋之性明明朗朗，如水晶塔子一般，无染无着，不动不摇，而自住矣。总之，性住之效，全在应物不迷功夫，迷则人心用事，真性昧而假性发，不迷则道心用事，假性化而真性现，住性之道，不迷尽之矣。祖师黄鹤赋云：依世法而修出世之法，旨哉言乎！

性者，理也，在天为理，赋之于人为性，故名其性曰天性；气者，命也，在天为气，受之于人为命，故名其命曰天命。人生之初，理不离气，气不离理，命不离性，性不离命，理气一家，性命一事，因交后天，理气不连，性命各别矣。若能性住，不为客气所移，而正气自回，无命者而仍有命，性命仍是一事，理气原不相背，所谓尽性至命者是也。大抵气回之要，总在性住，果能性住，则气自然而回，无容强作也。

【卢理湘 / 新注】心不迷于世俗，见色不动，乃为炼己纯熟，汞性不飞。人心不迷，则真性自住，心定于道，修得心似莲叶不沾尘。修心至此，如北极星终古不动（不考虑极移），则心静如水，皓月当空。

丹经云："炁本心之所化。"性住心定之后，凝神于中宫，则全身后天之炁自会聚于中宫，心内舒适。此时炁为后天之炁，非先天之炁，先天之炁为元精所化，须逆行之法。

张三丰祖师云："顺为凡，逆则仙，只在中间颠倒颠。"元精顺则生人，从阳关而泄，世上之人正从此而生；逆则成仙，得诀逆行，则得一。吾自作丹诀云："显性光芒照海底，如宝珠吸尽九江水；紫气蓬勃朝昆仑，似玉杖长伏洞里春。"

炁回丹自结　壶中配坎离

【明 / 张三丰·注】修行人性不迷尘事，则气自回。将见二气升降于中宫，阴阳配合于丹鼎，忽觉肾中一缕热气上冲心府，情来归性，如夫妇配合，如痴如醉，二气姻蕴结成丹质。而气穴中水火相交，循环不已，则神御气，气留形，不必杂术自长生。诀曰："耳目口三宝，闭塞勿发通。真人潜深渊，浮游守规中。"直至丹田气满，结成刀圭也。

【嘉庆 / 素朴散人·注】丹者，圆明之物，系阴阳二气交合而成。当性住之时，万虑俱息，是谓真静真虚，静极则动，虚极生白，先天之气自虚无中来，片刻之间，凝而成丹，所谓一时辰内管丹成也。大抵还丹之要，在乎气回，气回之要，在乎性住，性住之要，在乎不迷，不迷之要，在乎降心；降心之要，在乎知宗祖；知得宗祖，降心应物，不为物迷，性自住，气自回，丹自结，三"自"字在应物不迷处来。应物不迷，即是炼己之功，所谓炼己纯熟，还丹自结也。了道歌云：未炼还丹先炼性，未修大药且修心。性定自然丹信至，心静然后药苗生。特以还丹最易，炼己最难。若炼己不炼到无己时，则性不定，心不静，丹何能还乎？然炼己若不知宗祖，其功莫施，三丰翁云："筑基时须用橐籥，炼己时还要真铅。"真铅即宗祖。若不遇真师诀破真铅一味大药，谁敢下手？

气回丹结，真种到手，仅还得娘生本来面目，谓之还丹，又谓之小还丹。此丹犹未经真水火煅炼，尚是生丹，未成熟丹，不堪吞服济命，必须将此丹煅成一个至阳之物，方能延得年，益得寿。坎外阴而内阳，其中之阳为真，为中正之阳，非幻身肾中之浊精，乃先天真一之神水；离外阳而内阴，其中之阴为真，为中正之阴，非幻身心中之血液，乃先天虚灵之真火。此水此火，乃虚空天然之水火，非一切有形有象之水火。用此水火，烹煎灵药，十二时中，不使间断，勿忘勿助，绵绵若存，用之不勤。《入药镜》云："水怕乾，火怕寒者是也。"曰壶中配者，天然水火，不假外求，神明默运，药物老嫩，火候进退，随时加减，消息于宥密之中，不使有一毫渗漏也。

【卢理湘 / 新注】 丹，乃先天炁与后天炁凝结而成。学士得下手法，擒得白虎，则先天甘露从玄膺穴（人口腔有一悬雍垂，悬雍垂后乃为此穴，正对气管口）降下，经十二重楼（气管软骨有十二节，故名），下降至中宫黄庭。崔公《入药镜》云："先天炁，后天炁，得之者，常似醉。"此时，全身如沐春风，暖气四达。

"壶"，为中宫黄庭。《参同契》云："状似蓬壶。""壶"，喻丹室之屹然中立。取坎中真阳，离中真阴，即真铅真汞，结成为丹。真铅为先天炁，真汞为后天炁。后天之炁极易被情欲蒙蔽，丹书称为"太阳流珠"。人心生，则欲生，欲生则后天炁奔走不息。得此真铅，则可制真汞，结成大还丹。

阴阳生返覆　普化一声雷

【明 / 张三丰·注】 功夫到此，神不外驰，气不外泄。神归气穴，坎离已交，愈加猛烈精进。致虚之极，守静之笃，身静于杳冥之中，心澄于无何有之乡，则真息自住，百脉自停，日月停景，璇玑不行。太极静而生动，阳产于西南之坤。坤即腹也，又名曲江。忽然一点灵光如黍米之大，即药生消息也。赫然光透，两肾如汤煎，膀胱如火炙，腹中如烈风之吼，腹内如震雷之声，即“复”卦“天根”现也。天根现则固心王，以神助之，则其气如火逼金上行，穿过尾闾，轻轻运，默默举，一团和气，如雷之震，上升泥丸，周身踊跃，即“天风垢”卦也。由月窟至印堂，眉中涌出元光，即太极动而生阴，化成神水甘露，内有黍米之珠，落在黄庭之中，点我离中灵汞，结成圣相之体。行周天火候一度，烹之炼之，丹自结矣。

【嘉庆 / 素朴散人·注】水火烹炼之功，即朝屯暮蒙之功。朝屯者，进阳火也；暮蒙者，运阴符也。时阳则进阳，时阴则运阴，阴而阳，阳而阴，阴阳搏聚，自生反复。反复者，恍惚里相逢，杳冥中有变，返之覆之，阴阳混化，先天灵苗，由嫩而坚，自生而熟，自渐而顿，忽的造化炉中迸出一粒至阳之丹，如空中乍雷一声，惊醒梦里人矣。

【卢理湘 / 新注】自然界冬至一阳生，夏至一阴生。时辰上，子时一阳生，午后一阴生；卦象中，复卦为一阳生，姤卦为一阴生。丹道易道皆一理。一阳来复，丹家称为二候，正好采药。

石泰（南宗二祖）于《还源篇》中说：“万籁风初起，千山月正圆，急须行正令，便可运周天。”月正圆，正是阴历十五。十五日“望”，丹家喻之为二候。二候为正子时，外阳举之愈频，学士万不可于此时昏睡，走失元阳。

在八卦中，震为雷。雷动，丹家喻为“虎啸风生”。风雷动，正好用风，风为巽风，巽为木，喻为后天炁。采药之时，双目上视泥丸，真意督升任降，后天炁即可带此先天之药上升至泥丸，如炸雷般响彻太空。以此喻得药之人，得脱凡胎耳。大自然风云动，贤才自可得志纵横四海。诸如汉刘邦诗云：

"大风起兮云飞扬，威加海内兮归故乡，安得猛士兮守四方。"可谓英雄本色。

白云朝顶上　甘露洒须弥

【明 / 张三丰·注】到此地位，药即得矣。二气结刀圭，关窍开通，火降水升，一气周流。从大极中动天根，过玄谷关，升二十四椎节骨，至天谷关，月窟阴生，香甜美味，降下重楼，无体无息，名曰："甘露洒须弥。"甘露满口，以目送之，以意迎之，送下丹釜，凝结元气以养之。

【嘉庆 / 素朴散人·注】当阳丹出鼎，吞而服之，点一已之阴汞，如猫捕鼠。白云朝顶上者，冲和清气上升，五气朝元也；甘露洒须弥者，华池神水下降，万病回春也。须弥山在天地之正中，即人中有一宝之象。中之一宝，即是圣胎，又名黄芽，祖师示张珍奴词云："地雷震动山头雨，要洗濯，黄芽出土，正是此义。"

【卢理湘 / 新注】"白云"，为性光。学士下手，精炁渐补渐足，在印堂自会现出白光，状如白云。此光化为一虚光圈，周边明亮，圈内黑暗，精气越补越足，黑暗部分慢慢填实，成为一轮明月。此光渐渐翕聚，愈聚愈圆。精炁渐渐足满，此光如明月朗照于印堂，不闭目也能见之。此月正是圆陀陀、光灼灼的慧命真性光，丹家喻之为"刀圭成就"。此为吾亲证之真境界，非妄言也。

"甘露"，为神水，比蜜还甜，从玄膺降下入气管，经肺动脉、右心室至黄庭。丹经曰："人黄房，成至宝。"采药一次，得甘露成团成滴，或四五日咽纳完，嘴里有甜味。此甘露至黄庭，五脏六腑如泡在水中，脏腑漂漂荡荡，此为真境界，得药之人自知也。

“须弥”，指“须弥山”；山，喻高；在人体喻头部泥丸。吕祖此句直指这段真功。无此真境，难得快活之意。

自饮长生酒　逍遥谁得知

【明 / 张三丰·注】 养气到此，骨节已开，神水不住，上下周流，往来不息。时时吞咽，谓之长生。诀曰：“流珠灌养灵根性，修行之人知不知。”

【嘉庆 / 素朴散人·注】 当圣胎凝结，神水流通，浇灌丹田，自然无质生质，无形生形，而一切勉强之功无所用矣。故曰自饮长生酒，逍遥谁得知也。曰自饮、曰谁得知者，盖以长生逍遥之事，乃窃阴阳，夺造化，先天而天弗违，后天而奉天时之事，虽天地神明，不可得而测度，而况人能知之乎?

【卢理湘 / 新注】 此酒（甘露）保汝长生，非为玉液（喻指唾液），实乃金液。此酒自斟自酌自可醉，从来花酒出神仙，无花无酒道不成。花指春情，活子时动乃人身之春。大自然之春，百花齐放，修炼者不要错过此春，以免至死不悟“佛祖拈花，迦叶微笑”之真意。

此酒乃人自身之元精所化，不为别人之性能量，学士不可因花酒之喻而堕入男女双修之邪径，应学清净无为诀，独自性命双修。此吕祖“独”之真意。陈泥丸祖师《罗浮翠虚吟》云：“宁可求师安乐法，不可邪淫采精血。古云天地悉皆归，须学无为清净诀。”

张紫阳真人（南宗始祖）《悟真》云：“已知寿永齐天地，烦恼无由更上心。”此时身心逍遥，乃人世之大快活也。以前访道万苦千辛，修道百煎十熬，皆为得此真一，既得此真一，夫复何求?

坐听无弦曲 明通造化机

【明 / 张三丰·注】功夫到此，耳听仙乐之音，又有钟鼓之韵，五气朝元，三花聚顶，如晚鸦来栖之状。心田开朗，智慧自生。明通三教经书，默悟前生根本，预知未来休咎。大地山河，如在掌中。目视万里，已得“六通”之妙。此乃实有也。吾行实到此际，若有虚言以误后学，天必诛之！遇之不行，罪遭天谴。非与师遇，此事难知。

【嘉庆 / 素朴散人·注】庄子云：“摄精神而长生，忘精神而无生。”长生者，有为了命之道；无生者，无为了性之道。了性之道，即九年面壁之功，面壁之功，即十月温养之功。九年之说，非实有九年之期，九为纯阳之数，即金液九还，阴尽阳纯之义。所谓一毫阴气不尽不仙也。十月之说，圣胎成就，脱化之期，如妇怀孕，十月婴儿出胞，亦法象也。十月温养之功，防危虑险，万有皆空，不使有一毫客气入於胎元之中，如壁列万仞，一无所见也。十月温养，九年面壁，二者是一义，非是两件，皆古人取其义而象之耳，惟其温养面壁，故曰坐听无弦曲。坐非身坐，乃心清意静，不动不摇之坐。有弦曲则有声有音，无弦曲则无声无音矣。无声无音，一空而已，既云无声无音，听个甚的？曰听，则是空而又不空，不空而又空，非顽空，乃真空也。曰坐听者，离却见之一边，绝不着于色矣。曰听无弦曲，听而不听，已是离却听之一边，又不着于声矣。金刚经云：若以色见我，以声音求我，是人行邪道，不得见如来。如来者，如有所来，而实无来，此真空本来面目，即超脱圣胎之大法门，成全法身之真口诀。要之，无为之功，总在坐之一字，坐则止于其所，内观其心，心无其心，外观其形，形无其形，远观其物，物无其物，三者既悟，惟见于空，空无所空，无无亦无，无无既无，名为照了，打破虚空，独露全身，不生不灭，方为了当。有生者，所以脱幻身而固命基，还丹之道，从无而造于有也；无生者，所以脱法身而了性宗，大丹之道，从有而化于无也。有生无生，即造化之机。知此道者，始而从无造有以长生，终而从有归无以无生，有无不立，性命双修，明通天地造化之机，而与天地为一矣。

【卢理湘 / 新注】此曲无弦，修道之人要“坐听”。丹经中“如鸡抱卵心常听”，即坐听。打坐之时要坐而忘，忘中觅，觅此炁动之时（活子时）。此炁动，即是“无弦曲”来，要听得真，速起采药，学士万不可以忘睡昏禅。“无弦”之真义，男子精满自溢时，可曾有声？弦为春弦，此弦动，要听，否则功败垂成，故睡前须用防遗失之法，封住精囊管口。其法提肛（丹书称为紧撮谷道），手点劳宫穴握固。速求明师指点之。

欲修丹道，应深达造化，洞晓阴阳。此机为人身造化之机，不知此机，万难成佛做祖。学士修道，要明通此机。即活子动之炁机。女丹修炼，此机为活午之机。

都来二十句　端的上天梯

【明 / 张三丰·注】自“养气忘言”至此二十句，皆是吕祖真正口诀，工夫无半点虚伪，乃修行上天之阶梯。得悟此诀与注者，可急行之。勿妄漏泄，勿示匪人，以遭天谴。珍重奉行，克登天阙。

【嘉庆 / 素朴散人·注】养气忘言守一句，统言修道之全体大用也。降心为不为一句，言炼已筑基也。动静知宗祖，无事更寻谁二句，言炼已筑基，须要识得心也。真常须应物，应物要不迷二句，言炼已之实功也。不迷性自住，性住气自回，气回丹自结三句，言炼己功勤，还丹自结也。壶中配坎离一句，言丹还后，内炉之功也。阴阳生返覆一句，言阴阳变化，由嫩而坚也。普化一声雷一句，言脱丹法象也。白云朝顶上，甘露洒须弥二句，言服丹后之法象也。自饮长生酒，逍遥谁得知二句，言服丹结胎之法象也。坐听无弦曲一句，言十月温养之功也。明通造化机一句，是总结了性了命大义也。以前十八句，还丹大丹，始终次序，火候工程，悉皆吐露，至简至易，约而不繁，依法行持，自卑登高，由近达远，端的为修道者上天梯也。曰二十句者，并结尾二句言之耳。

【卢理湘 / 新注】内丹修炼，吕祖浓缩为二十句，可谓言简意赅。知者唯简唯易，愚者愈惑愈繁。吕祖《度张珍奴诗》云："道无巧妙，与汝方儿一个。"速求明师指点断淫之法，能断三淫即为真法，除此无真法。陈泥丸祖师《紫庭经》云："金丹亦无第二诀，身中一亩为家园。"

如此修炼，自可达大成之境。功成之日，阳神现象，自当开坛演说大道，普度有缘，有大志者切须为之，莫负吕祖之慈悲心肠。

后记

《武当九式吐纳养生法》从整编到成书，整整三年了。

借鉴过去整编《武当拳入门理论》《简化武当拳》（18式）《武当剑》（27式）、《武当剑谱》的成书经验，在整编“武当养生系列功法”的具体环节中，十分注重传承的原始性、史料的权威性、动作的代表性、养生的科学性、演练的艺术性以及吐纳中的技巧性。所以，这套养生功法，自千百年前问世之日，似乎就蕴含着非常强大的生命力，在道内外传承至今，依然受到了社会各界武当武术养生爱好者、研究者的关注和喜爱。

这套功法最大的特色就在于以呼吸吐纳为主要方法，配套系列动作自然开合、吞吐、吸闭、屈伸，适应群体非常宽泛，各种层次的养生爱好者都可以学习演练，并有收获。

同时，这套功法也是中国传统养生功法中不可多得的吐纳技术专有功法，有独到的养生医疗保健价值。在多年的教学传承过程中，大批学员的养生实证，引起中国医学界、气功界、武术界的专业人士重视并进行了大量的数据研究。

有特色并不意味着没有缺憾。毕竟是一套功法，不可能包罗万象。它最受中老年和青少年中的体弱多病者、亚健康人士欢迎。所以，它的适应群体在宽泛的同时当然也有局限。

功法套路似乎好学，或许五六个课时即可掌握基本要领和符合动作要求，其实真正练好，也不是很容易。从专业角度看，越是好学的，越是难以练精。

所以，也提醒初学者，要有认真的习练态度；对于有一定基础的同好，如有兴趣练习，最好不要掉以轻心；对于研究者，建议不要因为看起来简单，而不深入感悟揣摩。果真那样，想提高练功档次，做到体用一体，达到形神兼备，肯定无缘。

存在的就有其合理性。目前，这套养生功法正迅速地向世界各地流传，为人类的健康事业做贡献。

这里特别感谢武当山下的湖北省十堰市文体局领导的关心、十堰市武术协会、武当拳法研究会、武当养生研究会、武当武术联合会、十堰市民俗协会等同仁的支持、武当山特区、《武当》杂志社的帮助以及十堰柳林武功院（http：//www.wudangquan.net）及众弟子的参与和笔者家人及兄弟姊妹们无私的奉献。

可以说，这本小书，是大家智慧的结晶。本人不过是一个具体实践者罢了。同时也期望大家一如既往地给笔者鼓劲加油，力争在最短的时间内，最好地完成其他千古秘传武当养生系列丛书的整编工作。

笔者

2010 年 12 月于武当山下